上達しないのにはワケがある!

歯周インスツルメンテーション

ズバリ紐解く

私の問題点&改善点

監修:大住 祐子

クインテッセンス出版株式会社

はじめに

歯周治療では、歯科衛生士が活躍する場面がたくさんあります。それだけに、治療に恐怖や不安を感じておられる患者さんへの対応は、つねにブラッシュアップしておかなければなりません。と同時に、基本を省みることも大切です。

「毎日行っていることなのに何だかうまくいかない」「本当にこれでいいのかしら……」など、患者さんへの説明や器具操作に、行きづまりを感じたり疑問に思ったりすることは誰にでもあることです。こんなときは、自分の技術をチェックして磨きをかけ直すチャンスです。そのままにせず、再度基本を確認してみましょう。基本の再確認で、知らず知らずのうちに我流になっていることや忘れていること、思い込みなどに気づき、新たな気持ちで仕事に向かうことができます。また、少し難しそうに思えることでも、基本をうまく組み合わせていることが理解できます。自身を省みず、「やりにくいな～」「変だな～」と思いながら対応していると、それはすぐ患者さんに伝わり、不信感につながりかねません。

本書は、診療所の勤務に少し慣れて歯周治療にさらに深く携わろうとされている方や、基本を徹底したい方向けに、特に「基本的な技術の確認」に内容を絞り作成しました。なるべく難しい説明は避け、写真を多く用いた解説を心がけました。すべてのケースを網羅しているわけではありませんが、よくあるシーンを取りあげています。いつもの臨床の場を思い出し、多くの歯科衛生士の方々が本書を利用していただければ幸いです。そして、患者さんへのわかりやすい説明や正確で能率的な器具操作によって、少しでも患者さんが安心して治療を受けられることにつながれば、とてもうれしいことです。

スムーズで効果的な器具操作は、正確な基本の積み重ねから生まれます。安全な技術が自然な形で提供できるよう、身につけた技術が十分に治療に活かされて良い結果につながるよう、さあチェックしましょう！

2011年7月

監修：大住祐子

本書の使い方
～問題点&改善点の紐解き方～

Check! ”うまくいかないな……”

- □ 検査の途中で患者さんが怒ってしまい検査や治療がスムーズに進まない
- □ 治療途中の患者さんの来院が中断してしまう

→ 1 で問題点を確認！（6ページ）

- □ 「歯石がここにある」という感覚がどうもつかめない
- □ スケーリングストロークをしても歯石が取れてこない
- □ 時間内にSRPが終われない
- □ 再評価時に歯肉の炎症が消えていない
- □ フラップオペのとき歯石が残っていると先生から指摘を受けた

→ 2 で問題点を確認！（6ページ）

本書では、現在抱えている悩みから問題点を紐解いていきます。下記に、歯周インスツルメンテーションにおいて主に挙げられる悩みをリストアップしました。まずはこのリストで、ご自身の悩んでいる部分をチェックしてください。そして、各項目に示された問題点を確認してみましょう。問題点がわかったところで、11ページ以降に示す改善点をご覧ください。

各解説では、うまくいかない理由とどうすればよいのかを写真やイラストを用いて示しています。うまくいかないことには、必ず理由があります。その理由を紐解き、現在の悩みからの脱出を図ってください。

と感じているところはどこですか？

- □ 補綴物や歯肉の傷はインスツルメンテーションのせい？
- □ SRP 後の来院時に患者さんが知覚過敏をうったえてくる
- □ SRP 後に撮影したエックス線写真を見たら根面が減ってしまっていた

→ 3 で問題点を確認！（7ページ）

- □ SRP の後、手が痛い
- □ SRP の後、腰が痛い
- □ SRP するようになってから肩こりがひどくなった

→ 4 で問題点を確認！（7ページ）

- □ SRP 後の来院時に患者さんから「歯ぐきがやせた」とクレームがくる
- □ SRP 後、患者さんとの会話が少なくなった

→ 5 で問題点を確認！（7ページ）

振り返ってみよう！ 問題点は

1 患者さんのコンプライアンスに関する悩みには、こんな問題点が考えられます

問題点	改善点	ページ
患者さんへの説明不足	改善点 1	11ページ

2 歯石探知・歯石除去に関する悩みには、こんな問題点が考えられます

問題点	改善点	ページ
診査ができていない、記録を見ていない	改善点 2	19ページ
姿勢やポジショニング等が適切でない	改善点 3	29ページ
器具の把持方法が適切でない	改善点 4	51ページ
適切な器具を選択していない	改善点 5	63ページ
器具の状態が悪い	改善点 7	81ページ

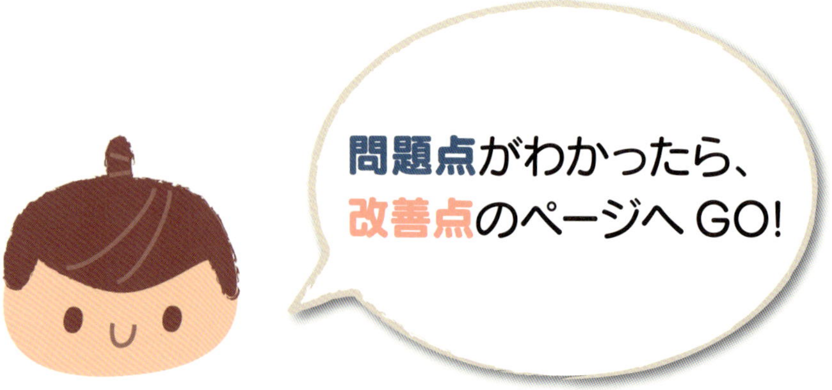
問題点がわかったら、
改善点のページへ GO!

ココかもしれない！？

③ オーバーインスツルメンテーション
に関する悩みには、こんな問題点が考えられます

- 問題点 口腔内の状況を把握できていない ---- 改善点 2 19ページ
- 問題点 器具の把持方法が適切でない ---- 改善点 4 51ページ
- 問題点 適切な器具を選択していない ---- 改善点 5 63ページ
- 問題点 傷つきやすい歯周組織への配慮をしていない ---- 改善点 6 71ページ
- 問題点 器具の状態が悪い ---- 改善点 7 81ページ

④ 術者の苦痛・疲労に関する悩みには、こんな問題点が考えられます

- 問題点 姿勢やポジショニング等が適切でない ---- 改善点 3 29ページ
- 問題点 器具の把持方法が適切でない ---- 改善点 4 51ページ

⑤ 術後の患者さんとの関係
に関する悩みには、こんな問題点が考えられます

- 問題点 患者さんへの説明不足 ---- 改善点 1 11ページ
- 問題点 傷つきやすい歯周組織への配慮をしていない ---- 改善点 6 71ページ

CONTENTS

著者一覧

監修・執筆

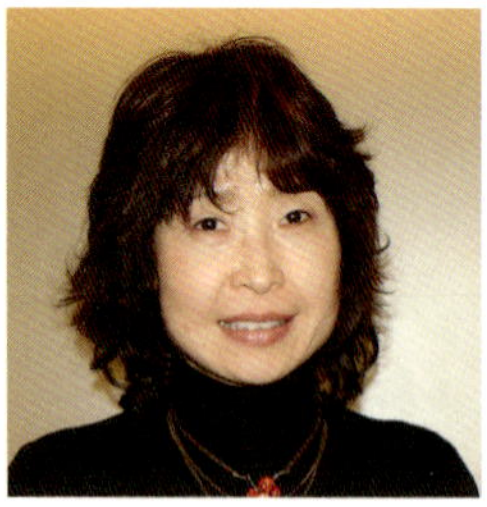

大住祐子
歯科衛生士
医療法人貴和会新大阪歯科診療所

執筆者一覧（五十音順）

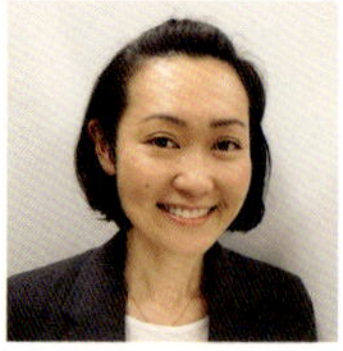

上村佳子
歯科衛生士
こばやし歯科クリニック

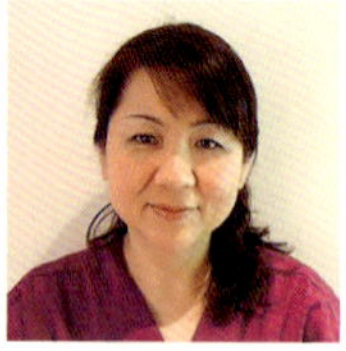

貴島佐和子
歯科衛生士
南歯科医院

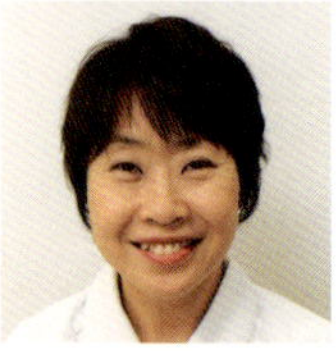

小谷康子
歯科衛生士
医療法人藤原歯科医院

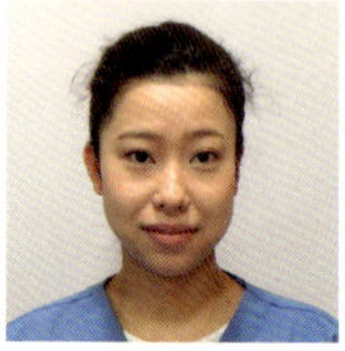

小松原夕香
歯科衛生士
浦野歯科診療所

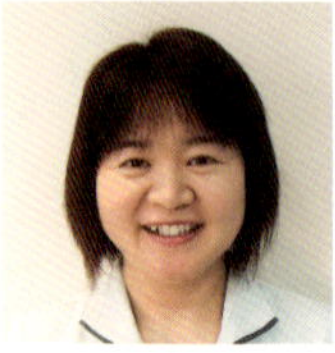

志柿洋美
歯科衛生士
添島歯科クリニック

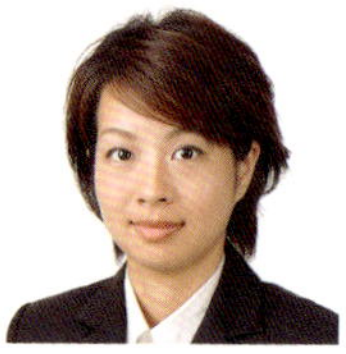

仲田清乃
歯科衛生士
こばやし歯科クリニック

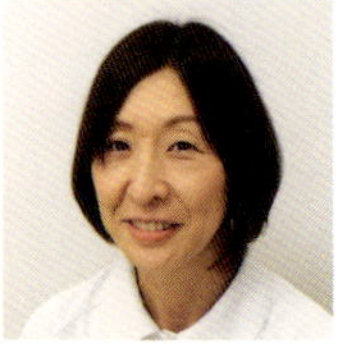

西端三貴子
歯科衛生士
医療法人藤原歯科医院

改善点 1

施術前・施術後には、患者さんへの適切な説明をしておこう

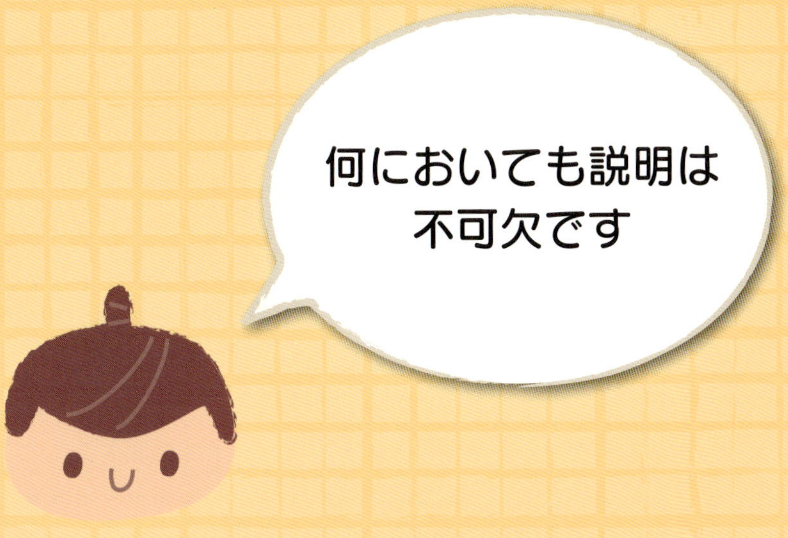
何においても説明は
不可欠です

大住 祐子

施術前・施術後には、患者さんへの適切な説明をしておこう

説明しないと、こんな影響が ?!

影響① 診査・検査および治療がスムーズにできない！

エックス線写真撮影の場面で……

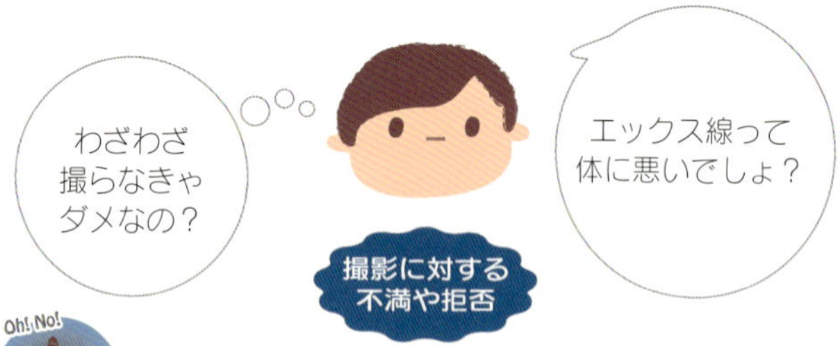

わざわざ撮らなきゃダメなの？
エックス線って体に悪いでしょ？
撮影に対する不満や拒否

その結果

・治療の必要性が理解されない
・歯肉縁下の状態や症状の原因がわからない

口腔内写真撮影の場面で……

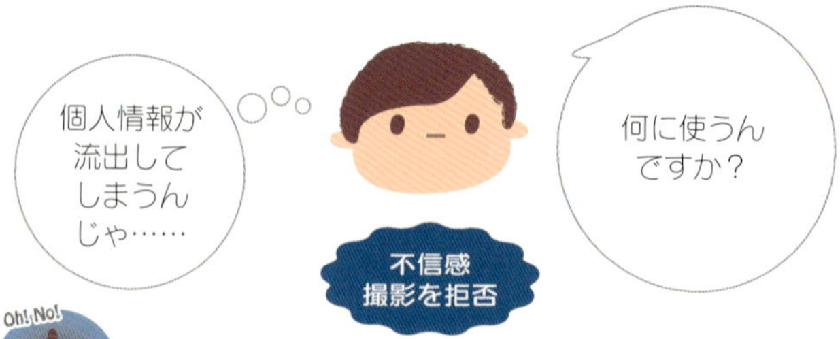

個人情報が流出してしまうんじゃ……
何に使うんですか？
不信感
撮影を拒否

その結果

・現状の記録ができない

プロービング検査の場面で……

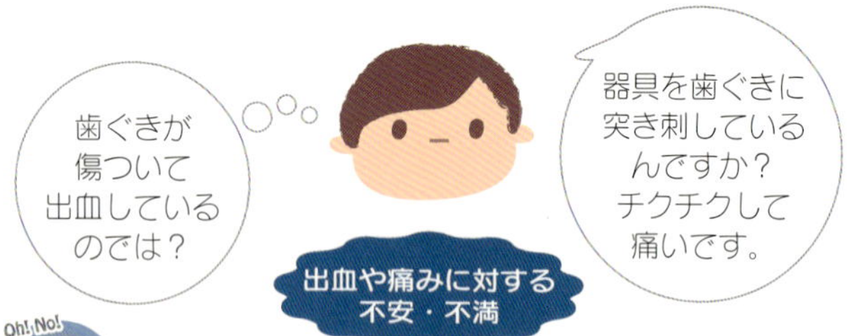

歯ぐきが傷ついて出血しているのでは？
器具を歯ぐきに突き刺しているんですか？チクチクして痛いです。
出血や痛みに対する不安・不満

その結果

・ポケットや歯石の状態など、歯肉縁下の情報が得られない

歯石除去の場面で……

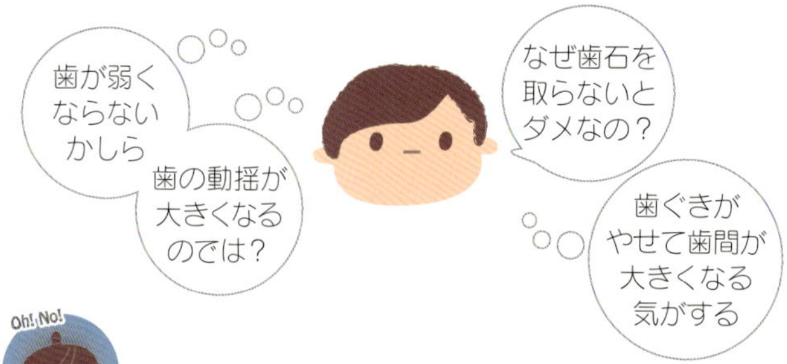

歯が弱くならないかしら
歯の動揺が大きくなるのでは？
なぜ歯石を取らないとダメなの？
歯ぐきがやせて歯間が大きくなる気がする

その結果

・通院が途絶えることがある
・歯周病の治療が進められない

影響②》SRP後に患者さんの不安や不信感がでてくる！

●歯肉退縮に関する患者さんの不安

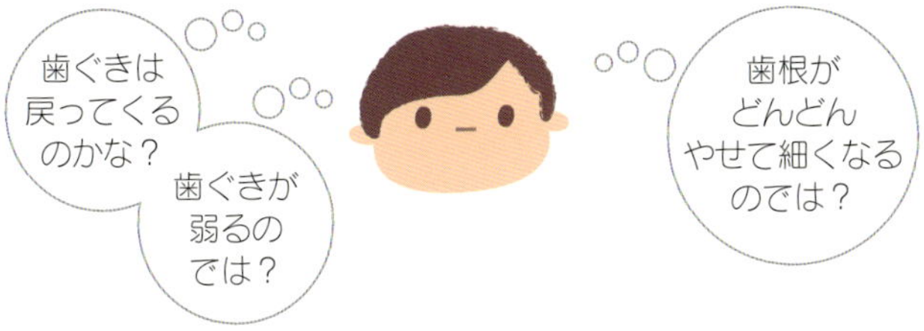
歯ぐきは戻ってくるのかな？
歯ぐきが弱るのでは？
歯根がどんどんやせて細くなるのでは？

その結果

・通院が途絶えることがある
・歯周病の治療が進められない

●知覚過敏に関する患者さんの不安

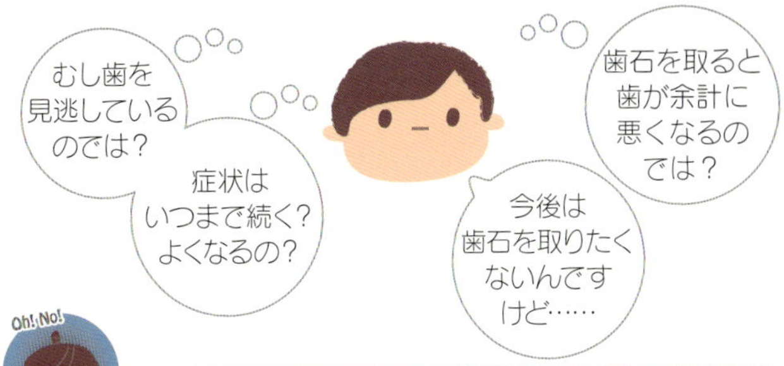
むし歯を見逃しているのでは？
症状はいつまで続く？よくなるの？
歯石を取ると歯が余計に悪くなるのでは？
今後は歯石を取りたくないんですけど……

その結果

・通院が途絶えることがある
・歯石を除去することができなくなる

こんな説明をしてみましょう！

説明時のPOINT

POINT1　事前に話す内容を書き出してみる

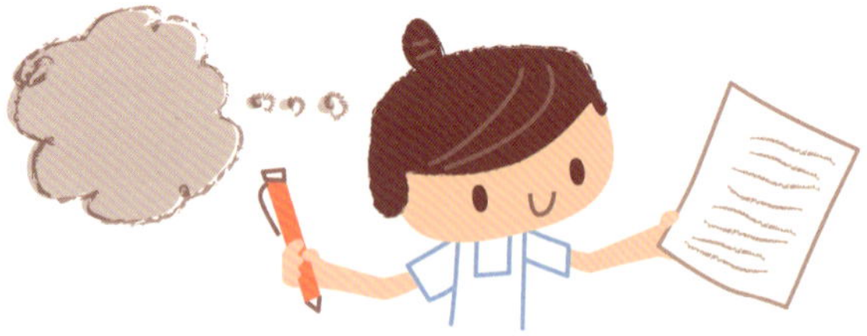

注意点

・その場で思いつくことを口に出すのではなく、話す予定の内容を一度書き出して根拠のある話か、患者さんに当てはまる内容かなどを確認する

POINT2　患者さんに話す前に確認する

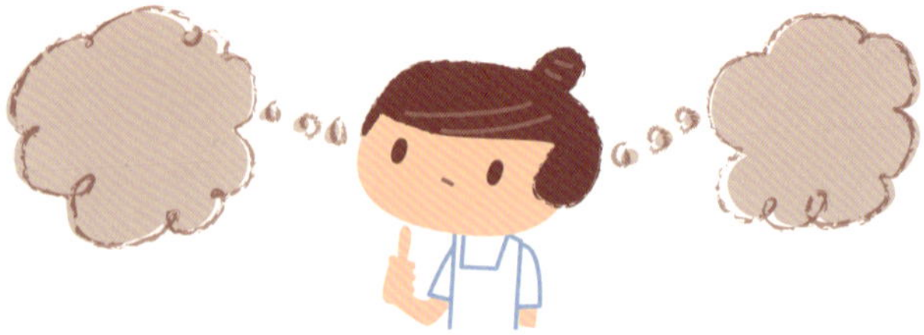

注意点

・話すタイミングはよいか
（痛みなどの主訴は解決しているか）
・話す量は適切か
・話す内容を自分で理解・消化しているか

POINT3　自分ならどのように説明されるとわかりやすいかを考える

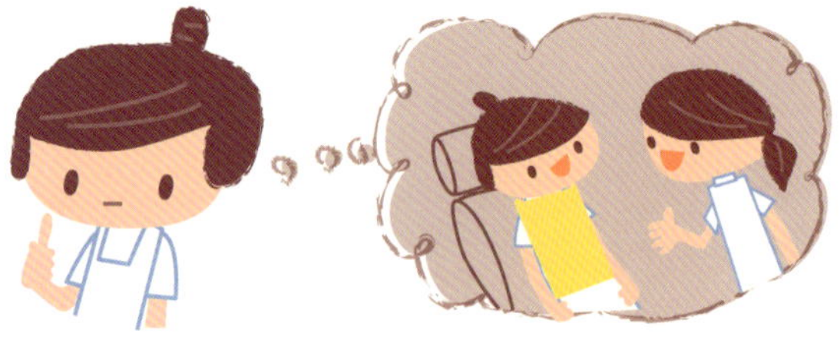

注意点

・自分が理解している言い方ではなく、患者さんにわかってもらえる表現ができているか
・自分が患者さんであれば、どのような説明で納得するか

POINT4　イメージしやすい方法で

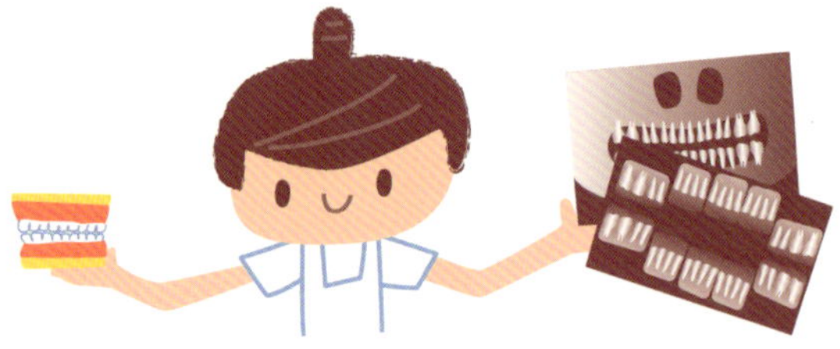

注意点

・顎模型や患者さんのエックス線写真を使ったり口腔内を見てもらうなど、視覚からの情報によって具体的でわかりやすい方法を用いる

説明の実際

歯槽骨の説明

歯は歯ぐきで支えられているように見えますが、実は顎の骨によって支えられています。

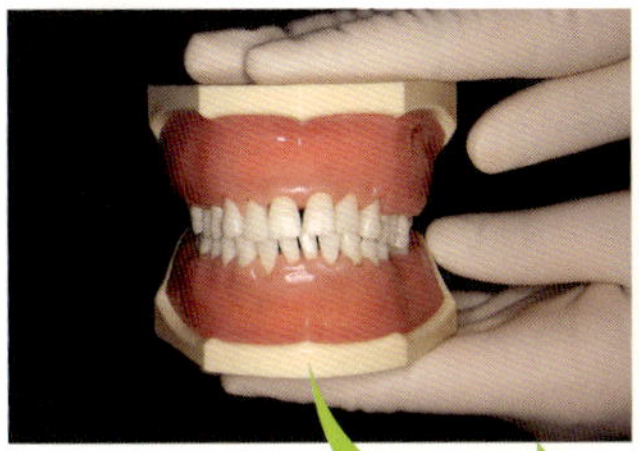

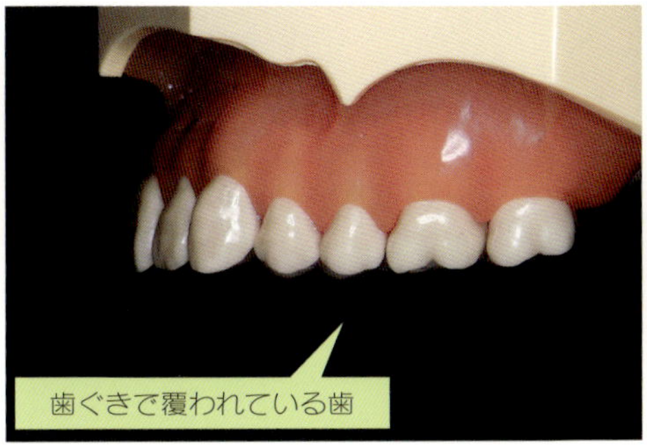

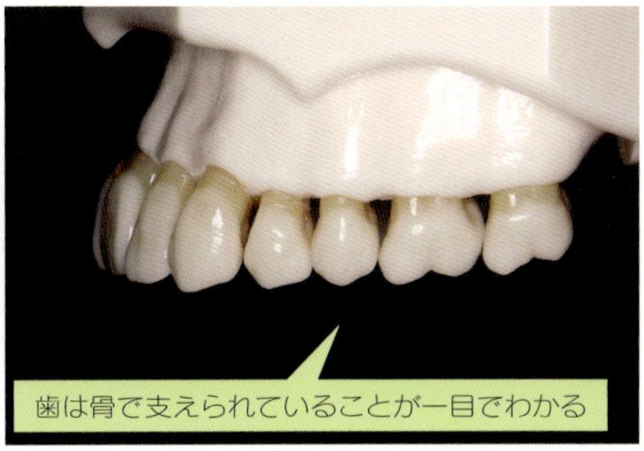

歯は骨で支えられていることが一目でわかる

- 構造を示すには模型を使うのが一番！
- 顎模型の中には、歯肉部分が外れるものもある。

歯周病の説明

歯周病は歯を支えている骨の病気です。歯が骨によってどれくらい支えられているかを、エックス線写真で確認しましょう。

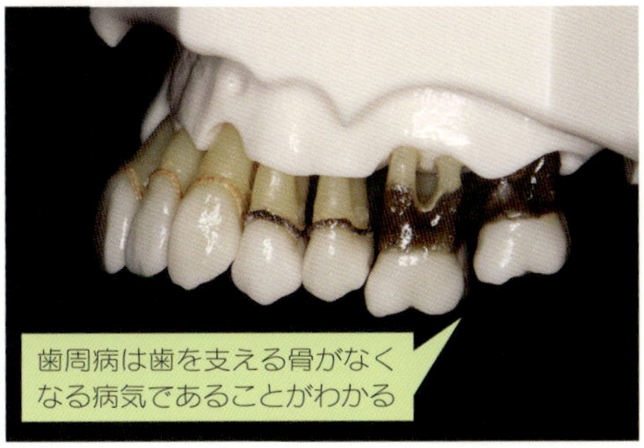

歯周病は歯を支える骨がなく
なる病気であることがわかる

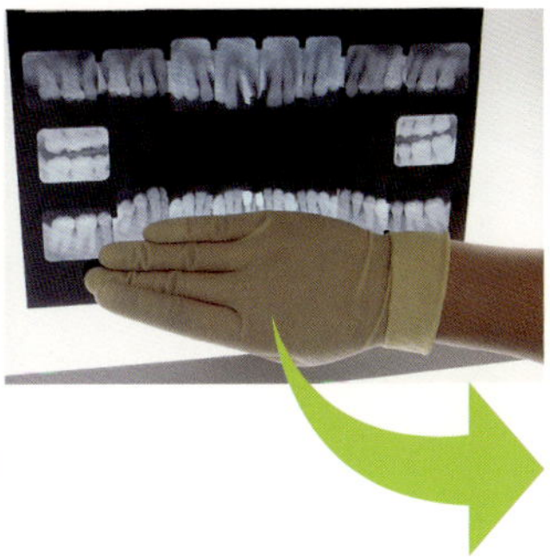

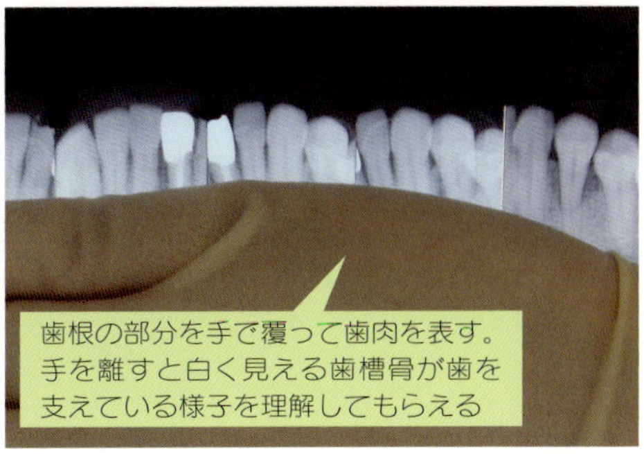

歯根の部分を手で覆って歯肉を表す。
手を離すと白く見える歯槽骨が歯を
支えている様子を理解してもらえる

- 歯石のついた顎模型や患者さんのエックス線写真を見せながら説明する

口腔内写真撮影の説明

現在の歯や歯ぐきの状態を写真で記録して、治療に役立てます。

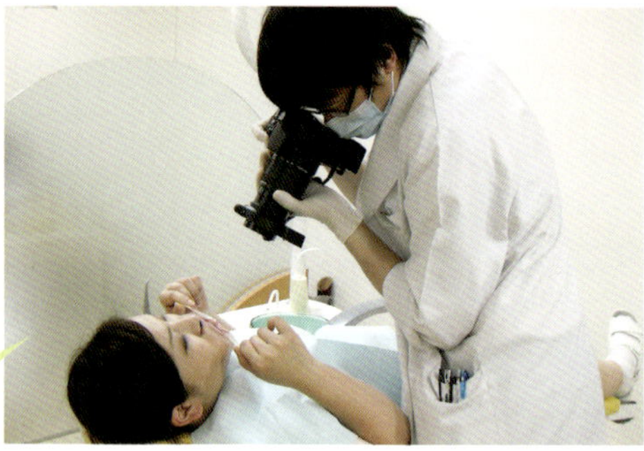

手際よく撮影する

歯石除去の説明

歯ぐきに隠れた根面などに付いている歯石をきれいにします。痛みがあるときは麻酔をして痛くない状態で行います。

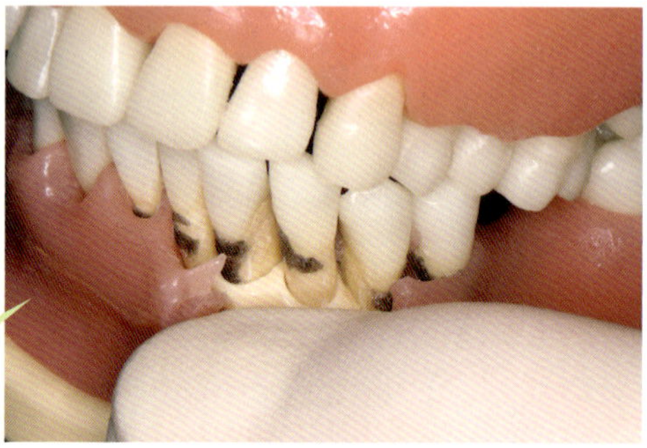

隠れた部分についている歯石をとらなければならないことを見せる

プロービングの説明

歯ぐきでカバーされていて見えない部分を、このような器具でていねいに探って確認します。歯ぐきの状態や歯石がどこにどれくらい付いているかがわかります。

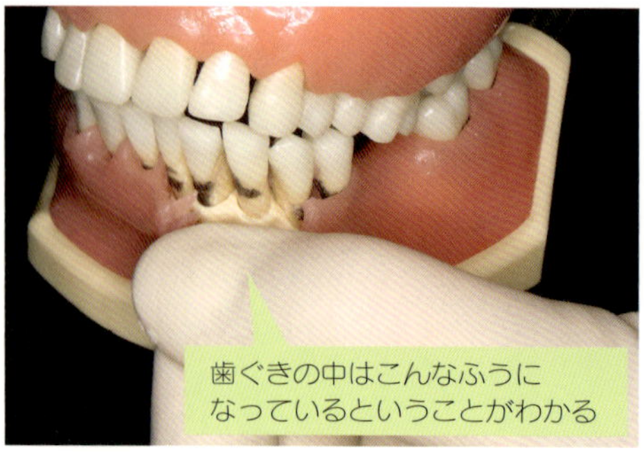

歯ぐきの中はこんなふうになっているということがわかる

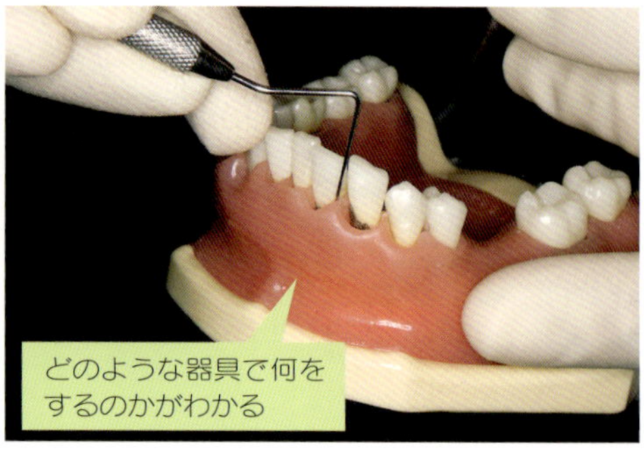

どのような器具で何をするのかがわかる

・顎模型を用いて、プロービングしている様子を患者さんに見せながら説明する

歯肉退縮や歯間空隙についての説明

歯石を取るなど歯の周囲のお掃除をすることで腫れていた歯ぐきが引きしまって、歯の根っこの一部が見えるようになることがあります。また、これまでより歯と歯の間がすいたように思われるかもしれませんが、現在の本当の状態といえます。

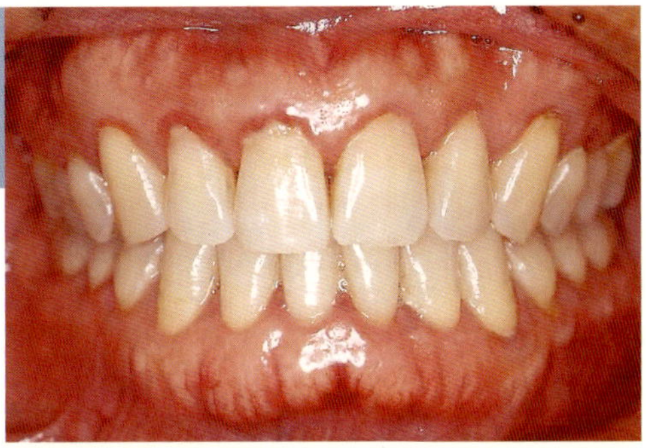

発赤・腫脹している歯肉を見てもらい、SRP 後にこの部分が引きしまることでわずかに歯根の一部が見えるようになったり、歯間空隙がわかるようになったりする可能性があることを説明する

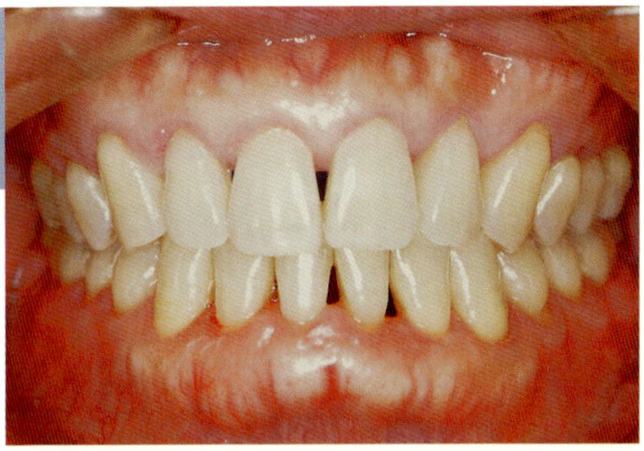

炎症の原因が減って、歯肉が引きしまった結果で良好な状態であることと、セルフケアを続けてもらうことを説明する

- 歯肉退縮の可能性や歯間の変化などは SRP 前に伝え、SRP 後にも伝える
- 患者さんがイメージしやすく、悪い印象にならない表現を使う

例：「歯ぐきがやせる」▶「歯ぐきが引きしまる」　「歯が長くなる」▶「歯の根っこの一部が見えるようになる」

知覚過敏の説明

歯の周りをお掃除することで、一時的に冷たいものなどがしみることがあります。そのような症状が出たときは温度的な刺激を加えたり酸性の食品を頻繁に摂取することなどを避けてください。こちらでは歯垢を取って薬を塗布したりして対応しますので、お申し出ください。

- 知覚過敏の可能性は SRP 前に伝え、SRP 後にも伝える

ただし……

歯肉退縮や知覚過敏は、骨欠損の形態や程度、歯槽骨や歯肉の厚み、歯の位置、炎症の程度、プラークコントロールの状態、術者の技術などの要因によって起こりやすい場合とそうでない場合があります。
特に知覚過敏は SRP 後に必ず起こるというものではなく、良好なプラークコントロールの元で、適切な器具の選択と器具操作によって防ぐことができると考えられます。いずれの施術も、患者さんに苦痛を与えることがないように慎重に行いましょう。

※ここで紹介した説明は、ほんの一例です。先輩などにも聞いたりして、患者さんがわかりやすいように伝えていく工夫をしていきましょう。

改善点

2

SRP前に前回の記録を見よう&口腔内診査や問診で状態を確認しよう

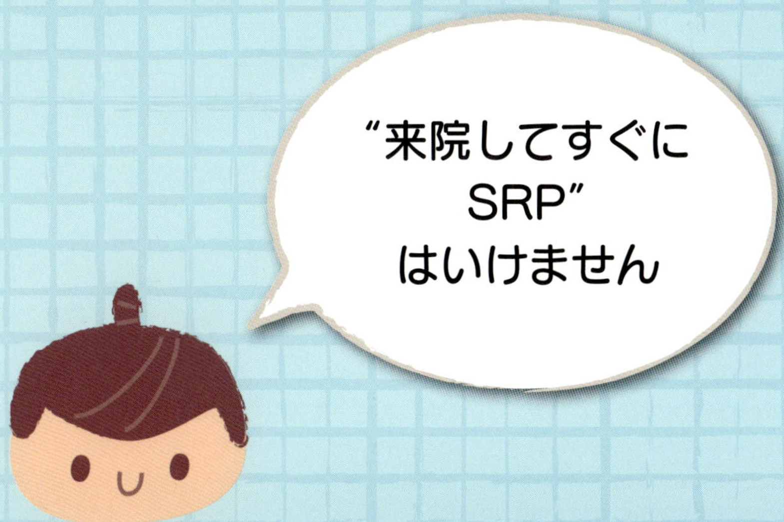
“来院してすぐに
SRP”
はいけません

志柿 洋美

Oh! No!

SRP前に前回の記録を見よう & 口腔内診査や問診で状態を確認しよう

確認しないでSRPすると、こんな影響が?!

影響① アンダーインスツルメンテーションになってしまう!

● 歯石を取り残す可能性がある

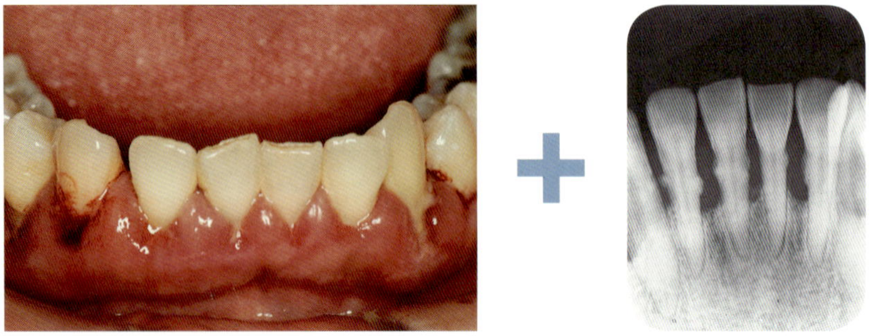

図1　口腔内写真(左)を見ると歯肉の腫脹と出血が著明なため、歯石の付着が予想される。さらにエックス線写真(右)を見れば、どこにどのように歯石が付着しているのかを具体的に確認することができる。また、エックス線写真で見えない部分は触診で確認しよう。

- 口腔内を見ただけでは、歯石の有無がわからないことがある(特に歯肉縁下の歯石)
- エックス線写真で歯石の位置や状況を確認する

● エックス線写真や記録を見ないで判断し、ポケットを見逃してしまう

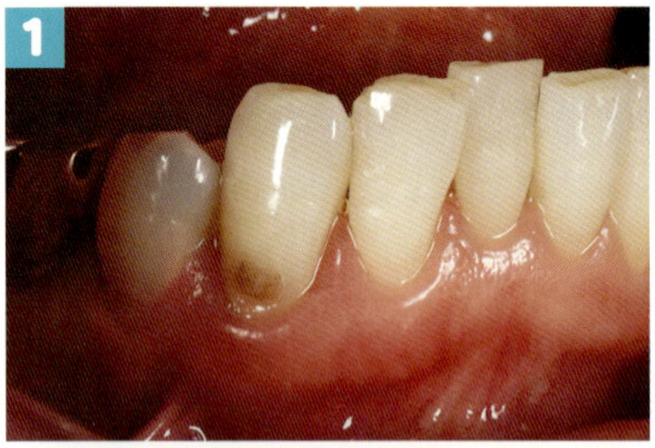
1

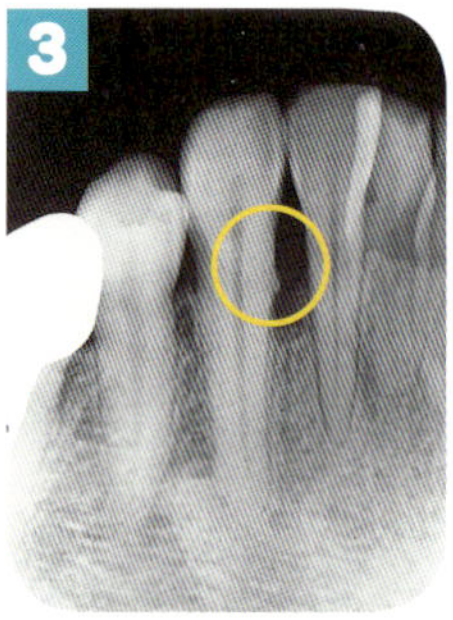
3

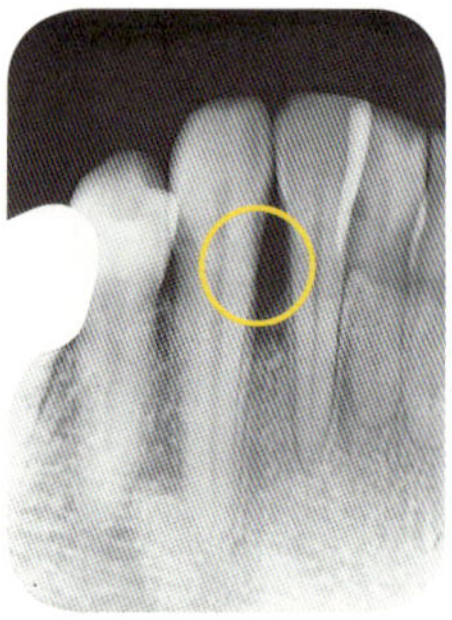

図3　歯石除去後のエックス線写真。

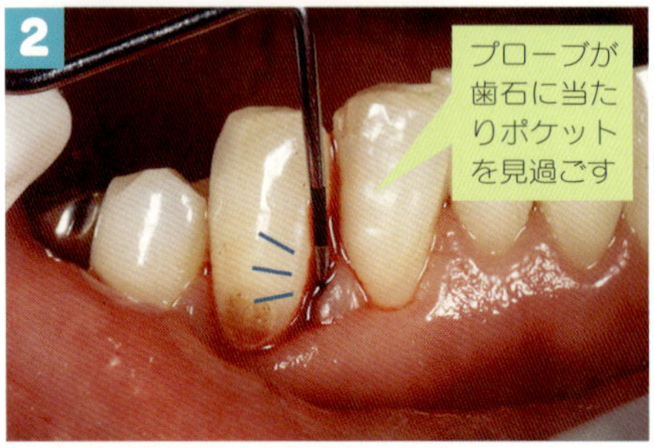
2
プローブが
歯石に当た
りポケット
を見過ごす

図2　口腔内(写真1)を見ただけではポケットの有無がわからない。この場合、歯石でプローブが止まりポケットを見過ごす可能性がある(写真2)。エックス線写真(写真3)を見れば、歯肉の外観やプロービングで発見できなかったポケットや歯石の存在を具体的に確認することができる。

影響②　オーバーインスツルメンテーションになってしまう！

同じ部位を何度もSRPしてしまい、セメント質を取りすぎる可能性がある

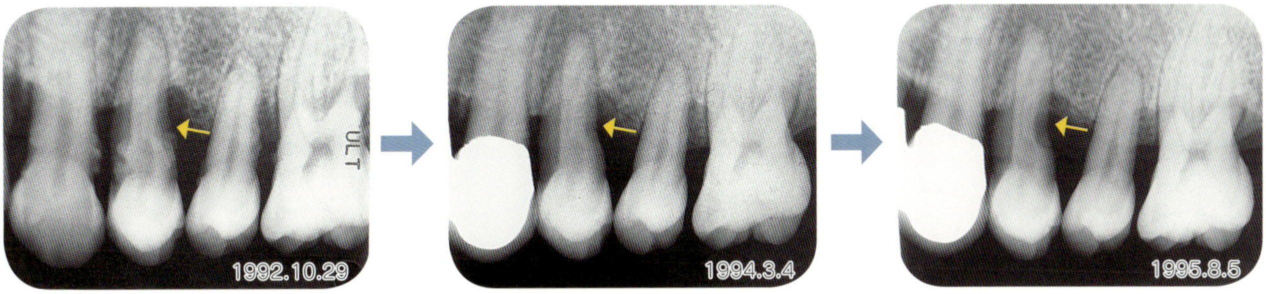

図 4　同じ部位を何度も SRP してしまうと、セメント質を削り取ってしまい、根面の実質欠損や知覚過敏を起こす可能性がある。

どこに歯石が沈着しているかわからないために、闇雲にスケーラーをポケット内で動かしてしまい歯肉や歯質を傷つける可能性がある

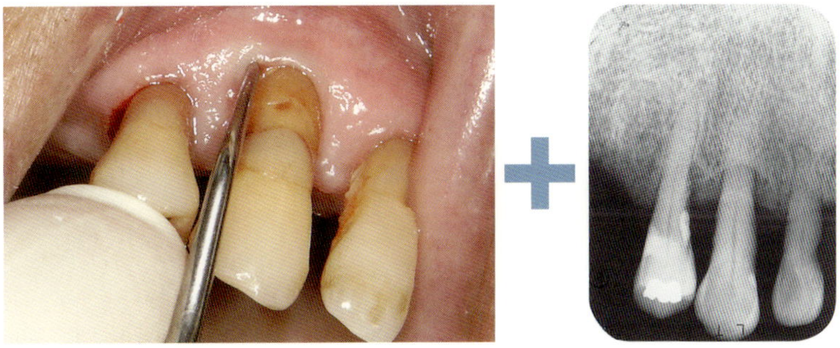

図 5　触診とエックス線写真で歯根形態や歯石の有無を確認したうえで SRP をする。こうすることで根面や歯肉のダメージを最小限にすることができる。

インプラントやセラミック、ラミネートベニアなどに気づかないで器具操作してしまう

インプラント

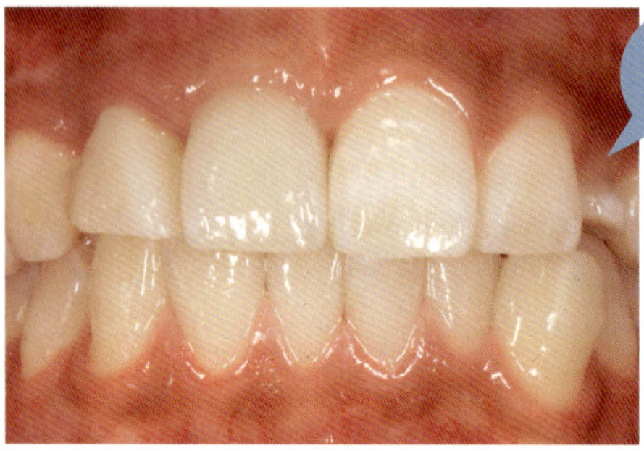

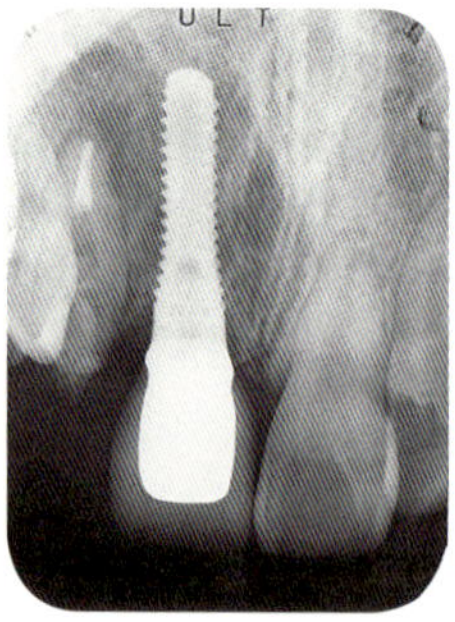

図6　どこにインプラントが埋入してあるか歯冠部を見ただけでは判断できないことがある。必ずエックス線写真で確認しよう。この場合、1|がインプラント。

ラミネートベニア

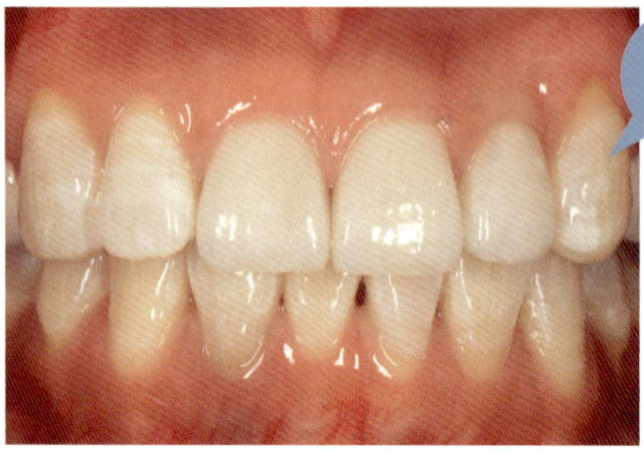

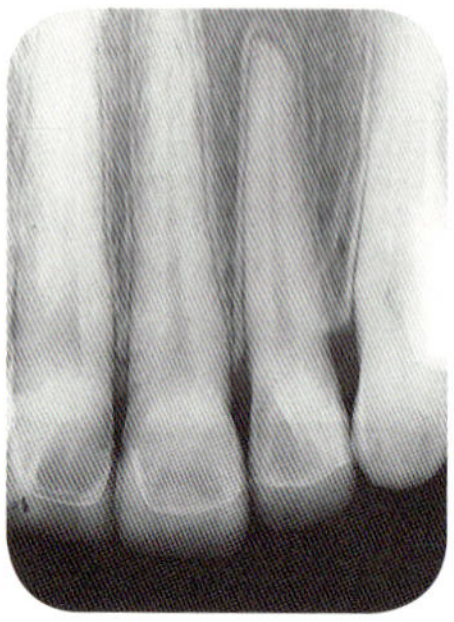

図7　ラミネートベニアだと気づかずにSRPをしてしまうと、マージンなどに傷をつけてしまう可能性がある。この場合1|1と|2がラミネートベニア。

・記録などによる補綴物の確認が大切

第二大臼歯遠心の深いポケットは埋伏智歯が原因なのに、SRPに時間をかけてしまう

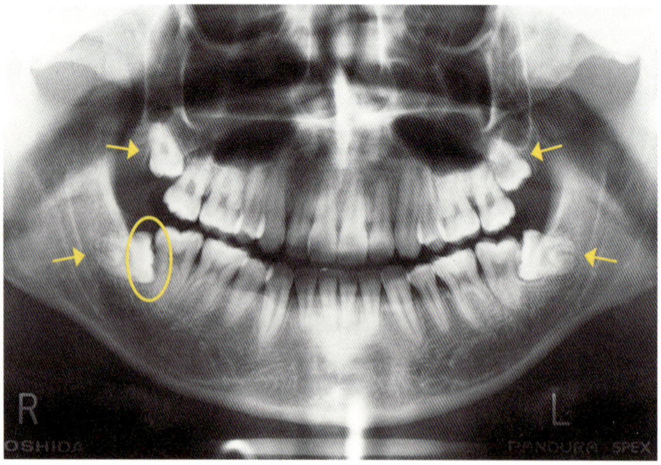

図8　智歯が埋伏していないか、エックス線写真で確認しよう。

● 歯根破折をしているのにSRPをしてしまう

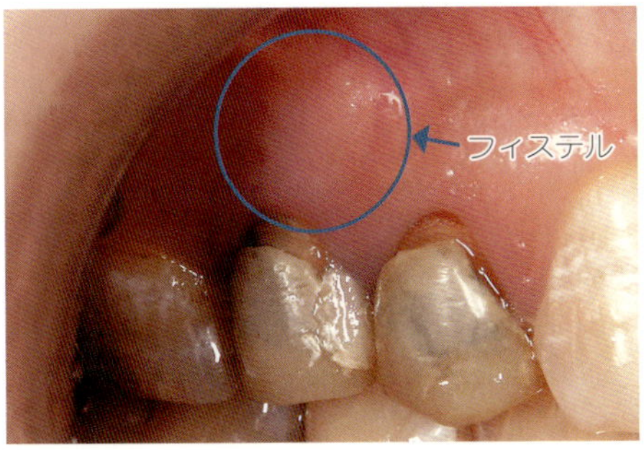

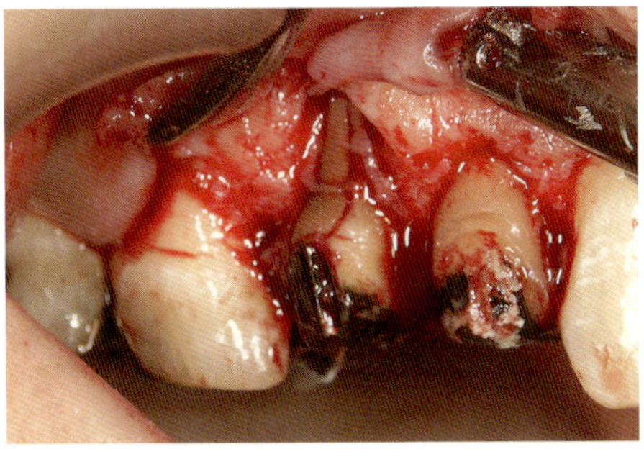

図9　歯根破折が原因で現れたフィステルは、SRPをすると悪化してしまう可能性がある。

・フィステルが認められる場合、歯根破折が原因の場合もあるので、まず歯科医師の診断をあおぐ

影響③　情報不足で的確な対処ができない！

- 歯根の形態や長さなどの把握ができない
- 今までにどの部位をSRPしたのかわからないため、同じ部位を何度もSRPしてしまう
- 歯周外科を行った部位などの経過の把握ができない
- 痛みがある部位がわからない
- 患者さんの情報がわからない（口腔内、生活環境、薬の事前投与が必要な人など）
- ペースメーカー装着者に超音波スケーラーを使用してしまう危険性がある

・ペースメーカーを装着している患者さんには、超音波スケーラーは禁忌とされている

SRPを行う前に状態を確認しよう！

来院時の確認の流れ

1 患者さんに接する前に、問診表やカルテ、すべての資料に目を通す
（10枚法やプロービング値など）

2 患者さんの顔・表情を見て会話をし、体調などを確認する

3 前回のSRP後、痛みや何か変化などがなかったかを聞く

4 口腔内の問題点や経過観察の部位を把握する。またその経過を記録する

5 術者が口腔内を確認し、変化を確認する
（前回との比較）

6 会話から聞き取った情報や口腔内の経過、次回の予定などを毎回記録する
（ブラッシング指導の内容、SRPした部位、治療後変化した生活習慣など）

わかりやすい記録を残そう！

これらの記録を基本としよう

問診時に得た情報の記録

- ■患者さんの既往歴や現病歴
- ■喫煙者かどうか
- ■生活背景
- ■歯科に対する関心度・知識
- ■痛みに対する感じ方

★当院をどのようにしてお知りになりましたか。
・ご紹介（　　　　　　　　）　・近所　・ホームページ　・電話帳　・雑誌
・その他（　　　　　　　　　　　　　　　　　　　　　　　　　　　　）

★来院された理由
1. むし歯　2. 痛い　3. しみる　4. 詰め物がはずれた　5. 歯ぐきが悪い（出血・腫脹）
6. 歯石除去希望　7. 物がかめない　8. 義歯（入れ歯）を作りたい　9. インプラント
10. 矯正相談　11. 見た目が悪い　12. 顎関節症　13. 咬み合わせが悪い
14. ホワイトニング（歯の漂白）　15. 口臭　16. サリバテスト
17.PMTC（クリーニング）　18. 定期健診　19. フッ素塗布希望
20. その他（　　　　　　　　　　　　　　　　　　　　　　　　　　　）

★当院では総合歯科治療をモットーにしています。全体にチェックして説明を受け総合的に治療を希望されますか？
悪いところはチェックして治療したい　　　　　　痛いところだけ治療したい

★当院ではどのような治療を希望されますか？　無痛的に、治療期間を短く、一回の治療時間を短く、など
（　　　　　　　　　　　　　　　　　　　　　　　　　　　　　　　　）

★当院までの通院手段、通院にかかる時間をお教え下さい。
・車　・バス　・徒歩　・電車　・送り迎えしてもらっている
・当院まで（　　　　　）分・時間

◆血液型	（　　　　　）型
◆血圧	（　　／　　）　高い　低い　普通　わからない
◆アレルギー	ない　ある（ 薬　食物　鼻炎　その他　　　　　）
◆現在の健康状態	心臓病（ 狭心症　心筋梗塞 ）　肝臓病（ 肝炎　A　B　C ） 腎臓病　糖尿病　ぜんそく　脳疾患（梗塞　出血）　HIV 血液疾患　骨粗しょう症　その他（　　　　　　　） 特になし
◆過去の病気	心臓病（ 狭心症　心筋梗塞 ）　肝臓病（ 肝炎　A　B　C ） 腎臓病　糖尿病　ぜんそく　脳疾患（梗塞　出血）　HIV 血液疾患　その他（　　　　　　　　　） 特になし
◆タバコは	吸わない　　　　吸う（1日　　　本位）
◆常用薬は	ない　　　　ある（薬名　　　　　　　　）
◆注意するべき薬は	ない　　　　ある（薬名　　　　　　　　）
◆歯を抜いたときの異常	ない　血が止まりにくかった　貧血 その他（　　　　　　　　　　　　）
◆妊娠している方	ない　　　　ある（　　　　ヵ月）
◆歯科治療で気分が悪くなったことは	ない　ある（ 麻酔・模型とり・レントゲン・抜歯 ）

※ これは一例です。

● 初診時～再診時に得た情報の記録

■デンタルエックス線写真（10枚法）
■パノラマエックス線写真

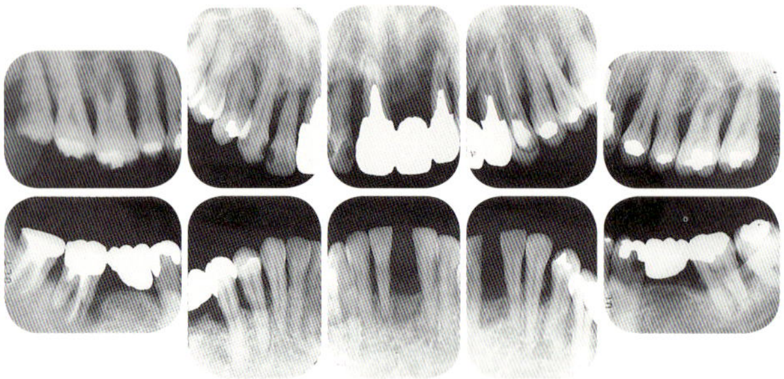

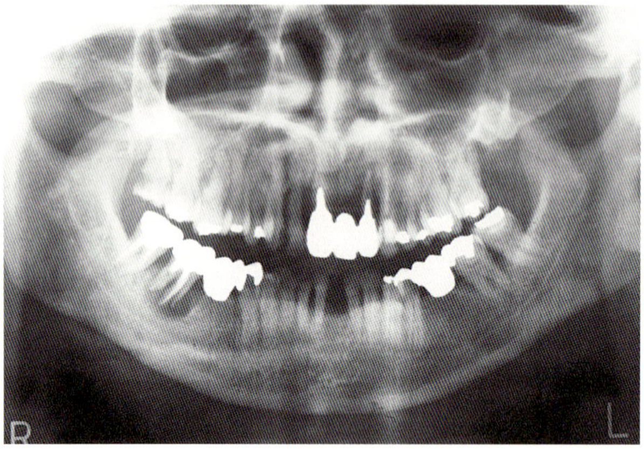

■プロービング値　■プロービング時の出血（BOP）
■根分岐部の診査　■歯の動揺

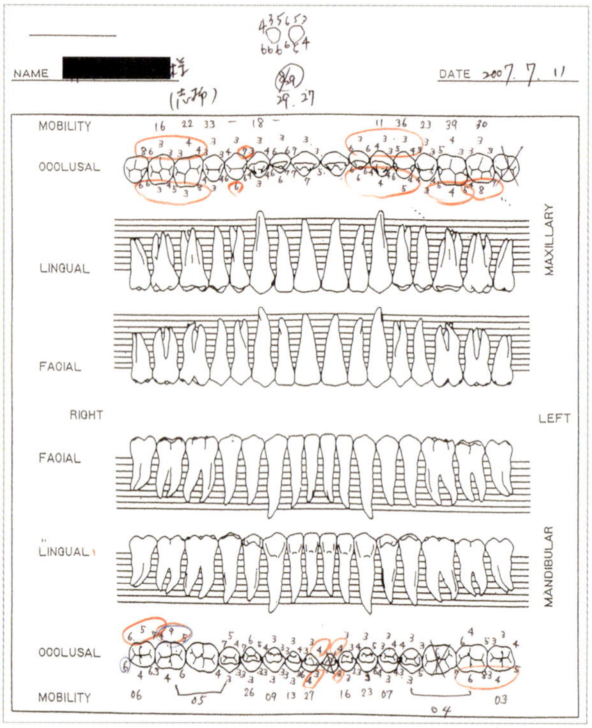

■口腔内写真

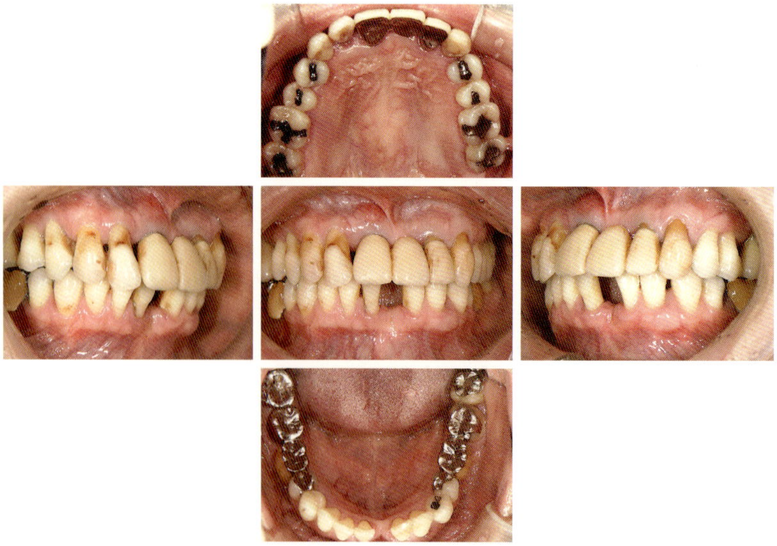

■う蝕の有無と状態
■補綴の種類や形態、単冠か連冠かどうかなど
■使用している歯ブラシ・補助清掃器具
■プラークコントロールのレベル
■歯肉のタイプ（厚い、薄いなど）
■コンタクトの確認

初診時・再診時のチェック項目　　カルテ番号　　患者名

来院日	年　月　日	年　月　日	年　月　日	年　月　日
次回予定日	年　月　日	年　月　日	年　月　日	年　月　日
う蝕				
不良補綴物（部位）				
保存不可能歯（部位）				
補綴の種類や連冠部位				
インプラント（部位）				
コンタクトの状態（部位）				
歯周組織検査（別紙）				
歯肉チェック（付着歯肉・リセッション・バイオタイプ）				
スライド・顔写真				
歯ブラシの種類、磨き方				
その他補助清掃道具				
全身の健康状態				

※ これは一例です。

■スタディーモデル（咬合平面の傾き、欠損の状態、歯の位置異常、下顎偏位の有無、歯列弓、挺出歯の有無）

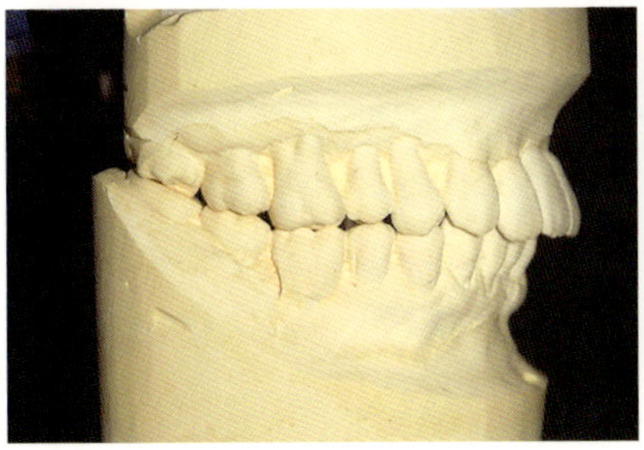
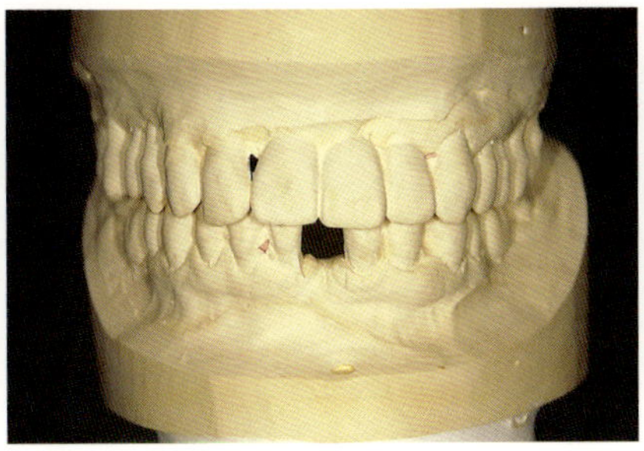
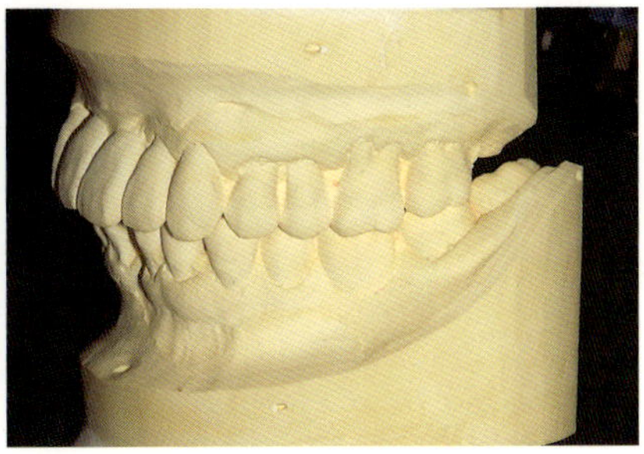

○メインテナンス時に得た情報の記録

■口腔内写真

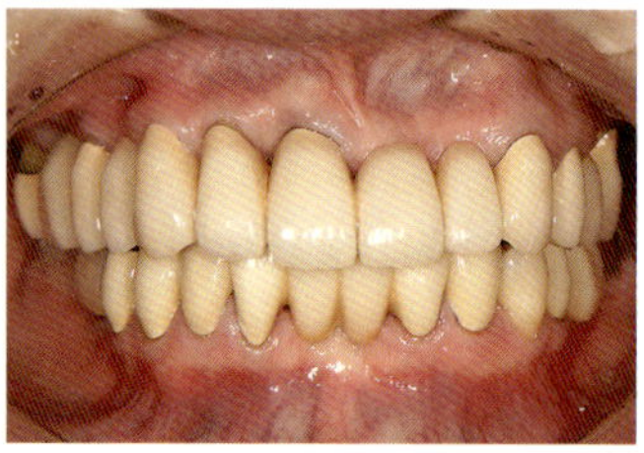

■顔貌写真

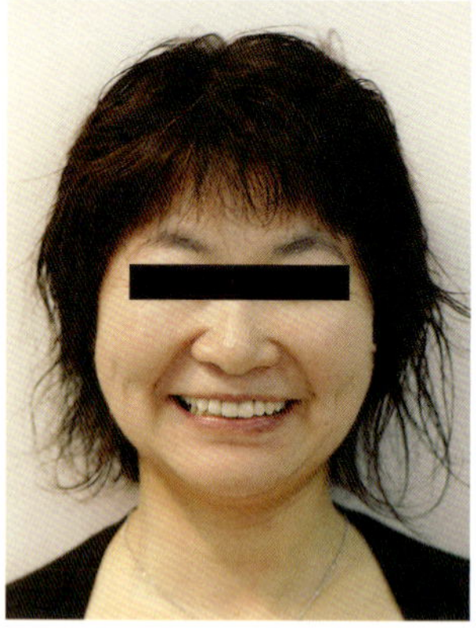

■デンタルエックス線写真（10枚法）

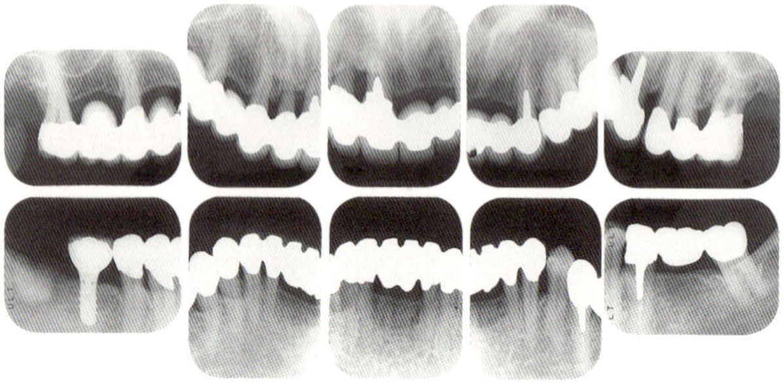

■治療終了日
■歯周外科の部位
■最終補綴物の種類や形態、単冠か連冠かどうかなど
■歯周組織検査、歯の動揺

治療終了日　　年　　月　　日　　**メインテナンス時のチェック項目**　　カルテ番号　　患者名

主治医		年　月　日	年　月　日	年　月　日	年　月　日
	次回予定月	年　月　日予定	年　月　日予定	年　月　日予定	年　月　日予定
パノラマ					
エックス線写真／10枚法					
歯肉のタイプ／歯周組織検査（別紙）					
スライド					
顔写真					
インプラント（部位）					
歯周外科（部位）					
う蝕（部位）					
コンタクトの開き（部位）					
咬合のチェック					
問題点・経過観察部位					
ブラッシング指導内容・器具					
全身の健康状態					
歯科衛生士					

治療終了時に得た記録、資料をもとに変化がないか項目ごとにチェックする

※ これは一例です。

改善点
3

施術部位がよく見える環境を整えよう

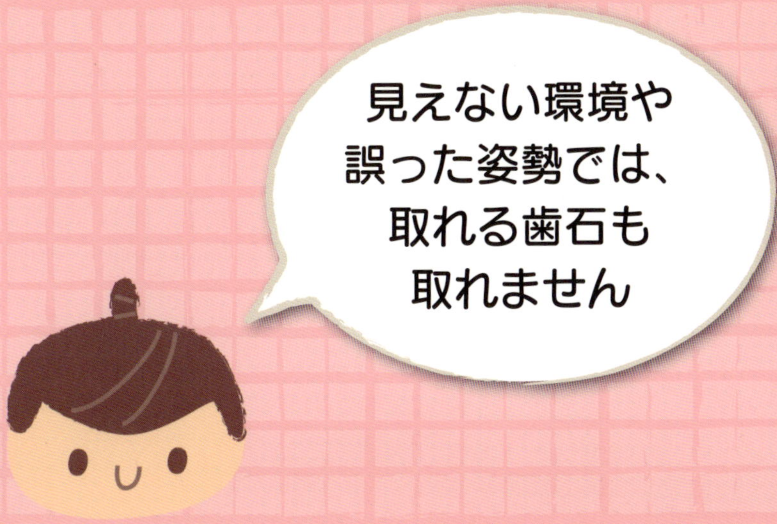
見えない環境や
誤った姿勢では、
取れる歯石も
取れません

貴島 佐和子

施術部位がよく見える環境を整えよう

施術部位がよく見えていないと、こんな影響が?!

正しい姿勢で施術部位をよく見るということは、施術をより確実に行うための第一歩です。また歯科衛生士は１人で施術をすることが多く、口腔内を診ながら患者さんの様子にも気を配らなければなりません。緊張していないか、手や足に力が入っていないかなど、ほんのわずかな「痛みのサイン」などに気を配ることが必要です。

術部が見えていない要因

- ライティング
- チェアーの高さ・位置
- ミラーテクニック

影響① 無理な姿勢をとろうとすると、術部が見えにくくなる

ライティング

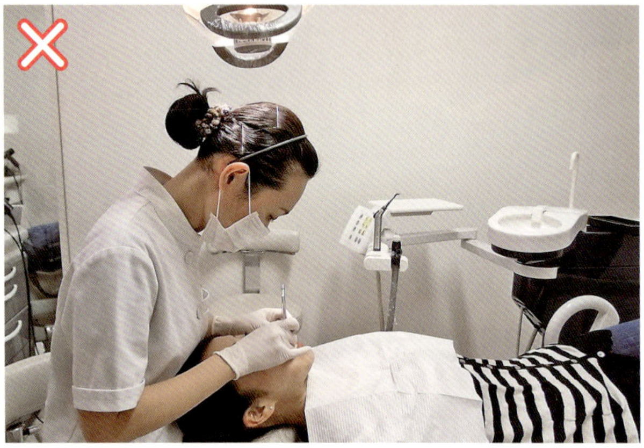

その結果

・頭でライトを遮っているため、施術部位がよく見えていない。これでは無理な姿勢になりやすい

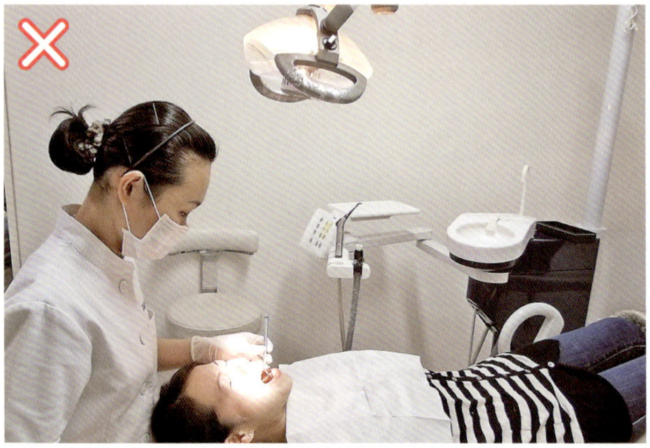

その結果

・患者の顔にライトがあたっている。施術部位が見えないだけでなく、患者さんに不快感も与えてしまう

チェアーの高さ・位置

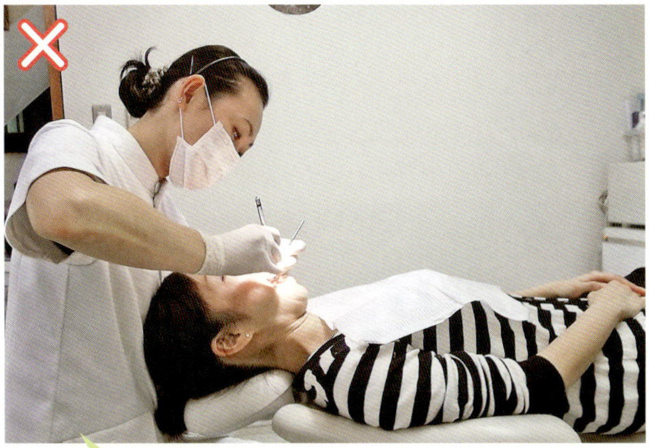

高すぎて脇が開いている

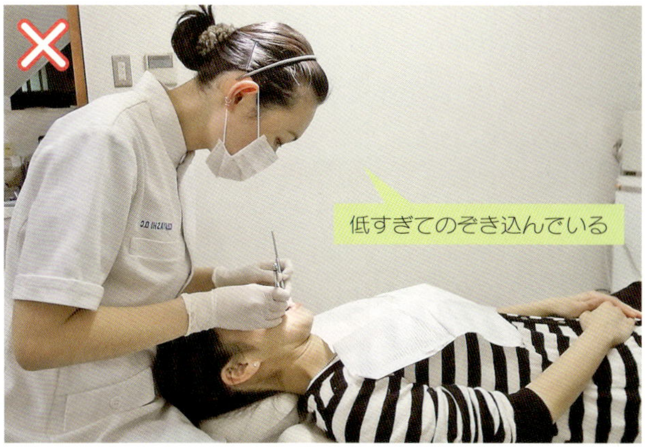

低すぎてのぞき込んでいる

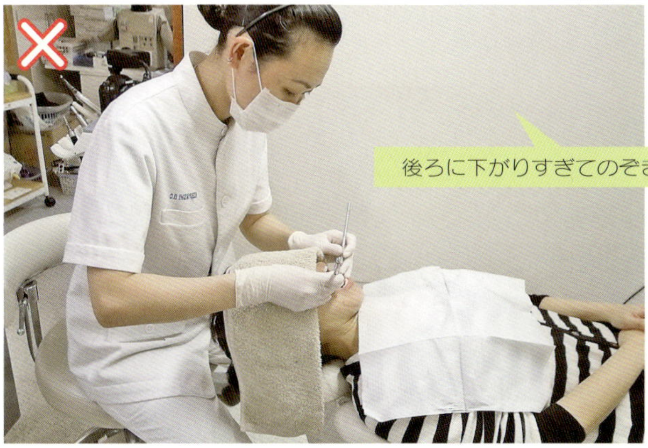

後ろに下がりすぎてのぞき込んでいる

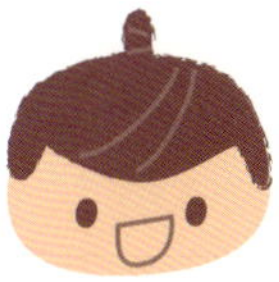

無理な姿勢になってしまう要因を、排除しましょう。

ミラーテクニック

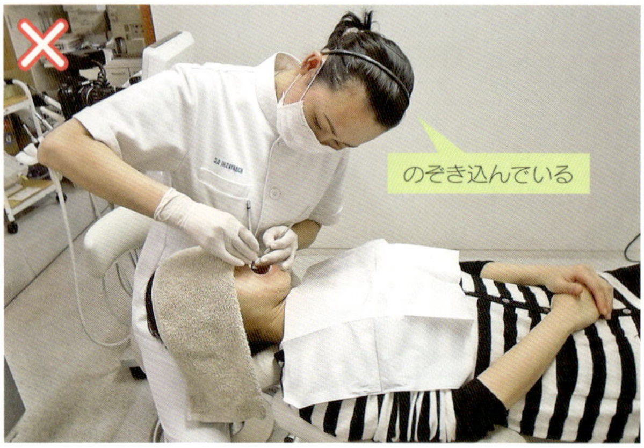

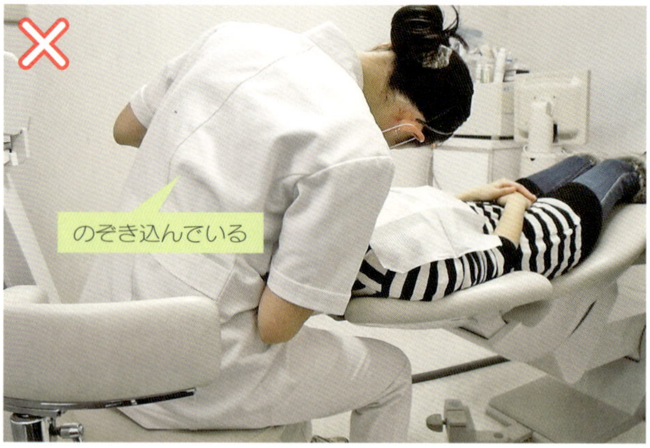

Oh! No! その結果

・ミラーを使わずにすべてを直視しようとすると、姿勢が悪くなる

影響② 患者さんの様子を把握できない

患者さんのサイン

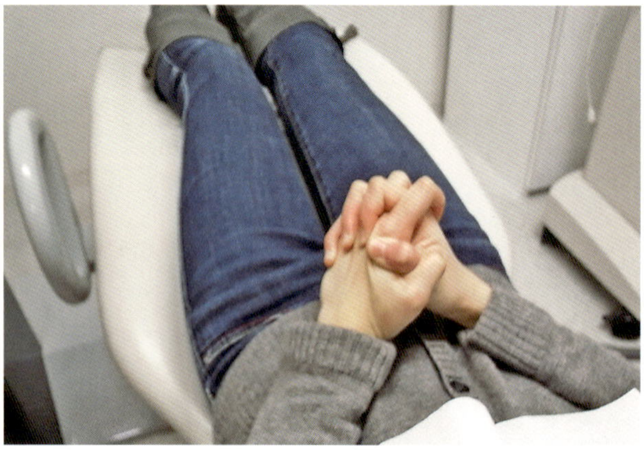

Oh! No! その結果

・無理な姿勢のために施術に必死になりすぎてしまうと、患者さんが発しているサインに気づかない

施術部位がよく見える姿勢・環境にしよう！

施術部位をよく見るために気を付けるPOINT

- チェアーの高さ
- ヘッドレストの位置
- 患者さんの顔の向き
- ミラーテクニック
- バキュームテクニック
- ポジショニング

POINT1 チェアーの高さ

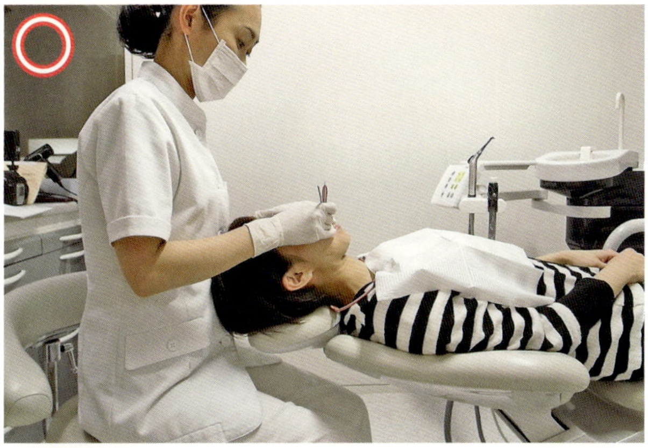

○

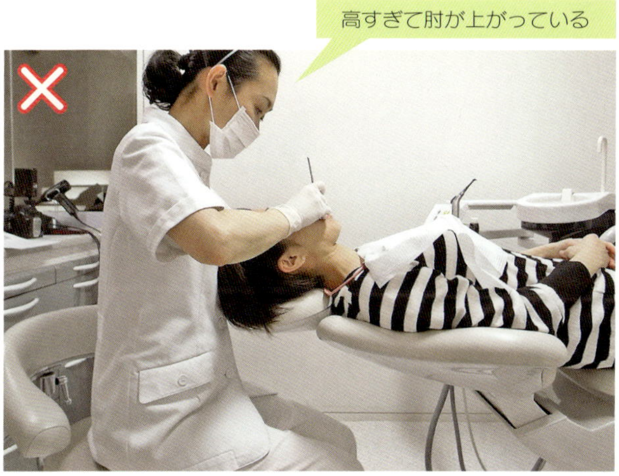

×
高すぎて肘が上がっている

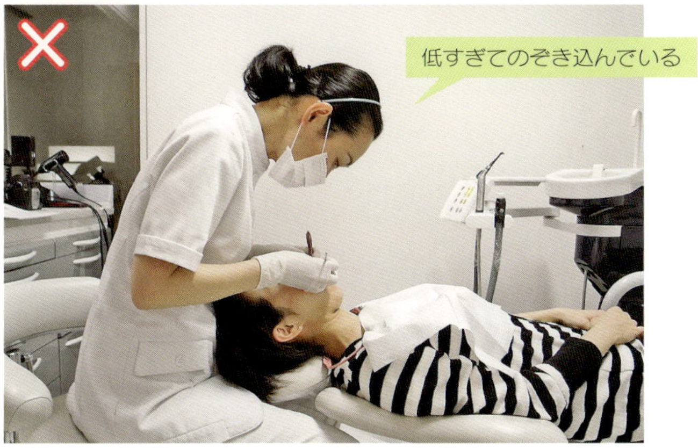

×
低すぎてのぞき込んでいる

POINT2 ヘッドレストの位置

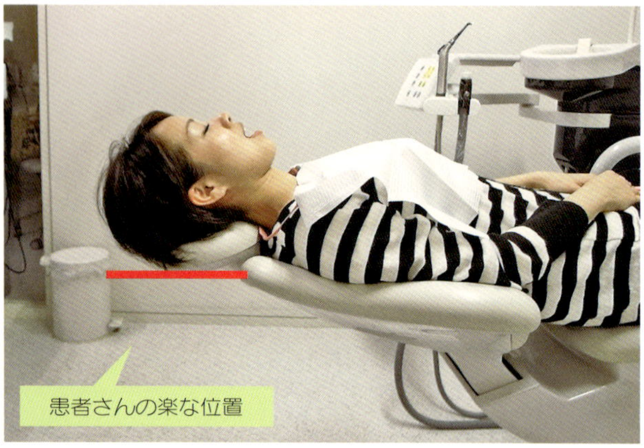
患者さんの楽な位置

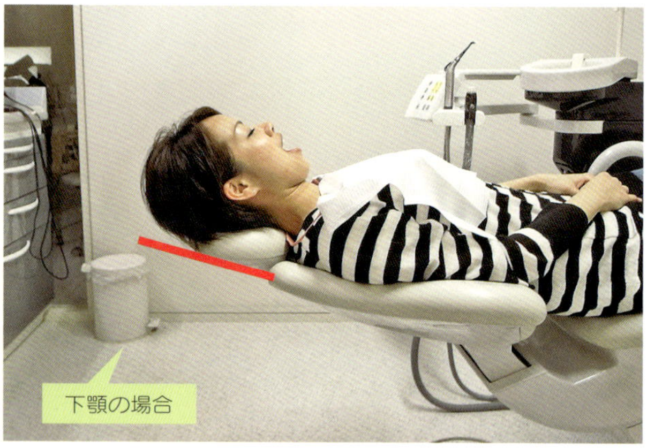
下顎の場合

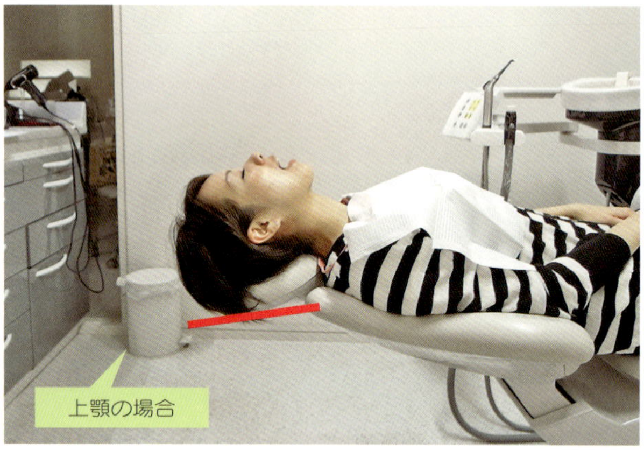
上顎の場合

POINT3 患者さんの顔の向き

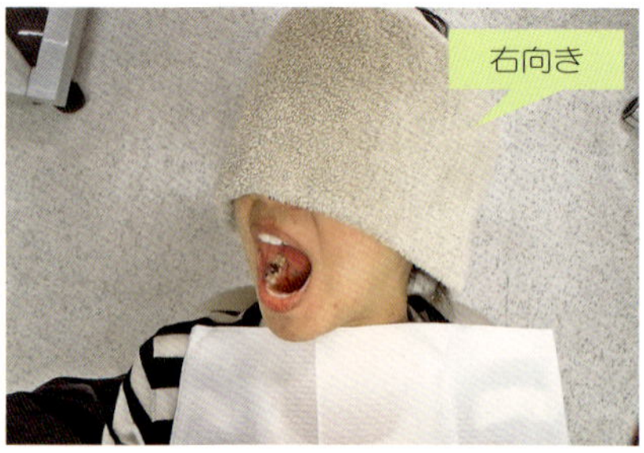
右向き

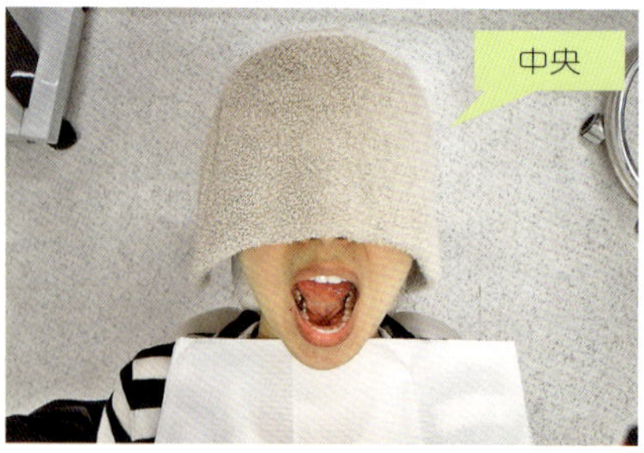
中央

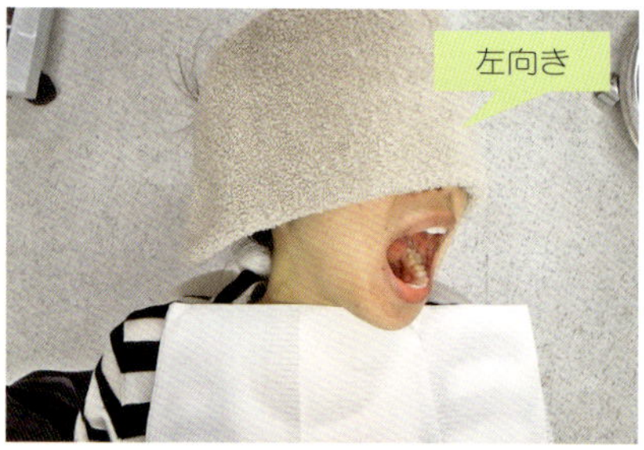
左向き

・施術部位によって患者さんの顔の向きを変えるだけで、見やすさはだいぶ変わる

POINT4 ミラーテクニックを有効活用する

■ ミラーを把持して固定点をとる

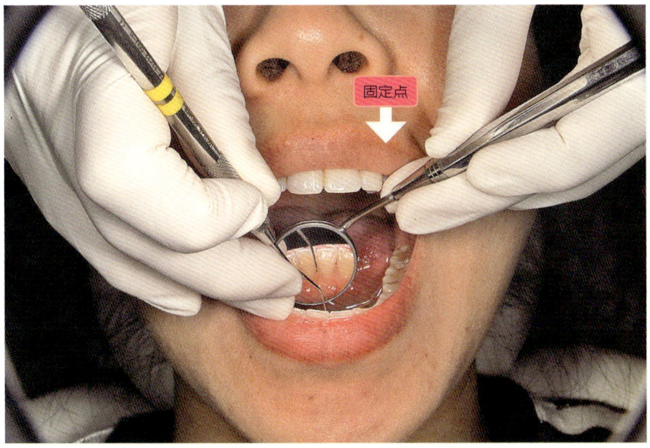
固定点

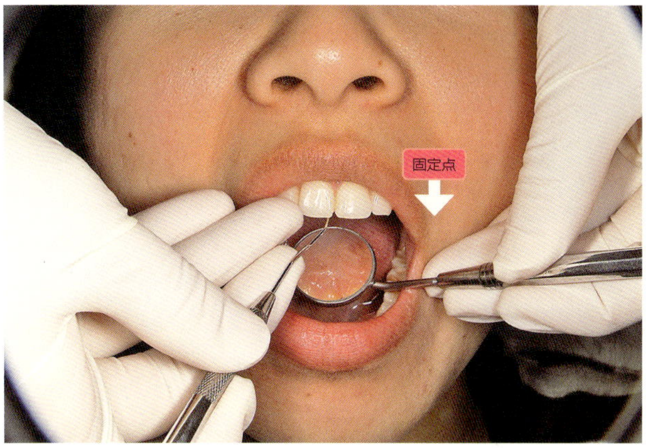
固定点

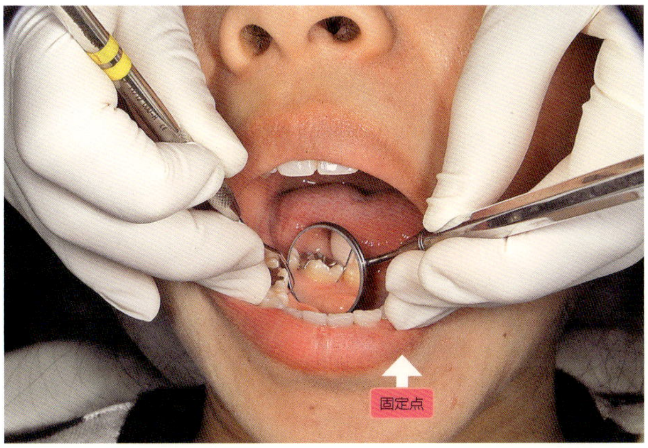
固定点

■ ミラーで頬粘膜を排除する

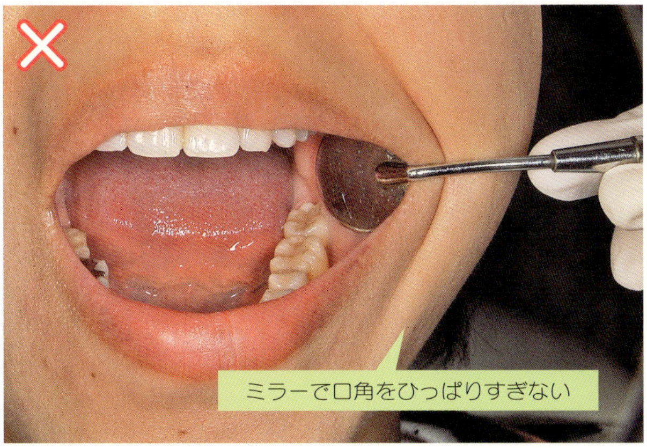
×
ミラーで口角をひっぱりすぎない

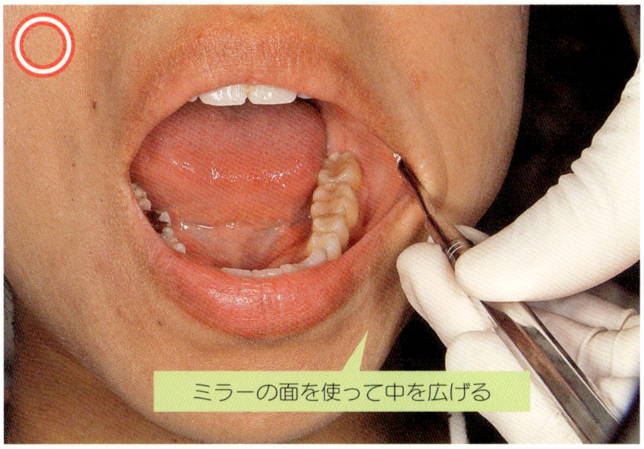
○
ミラーの面を使って中を広げる

■ ミラーで舌を排除する

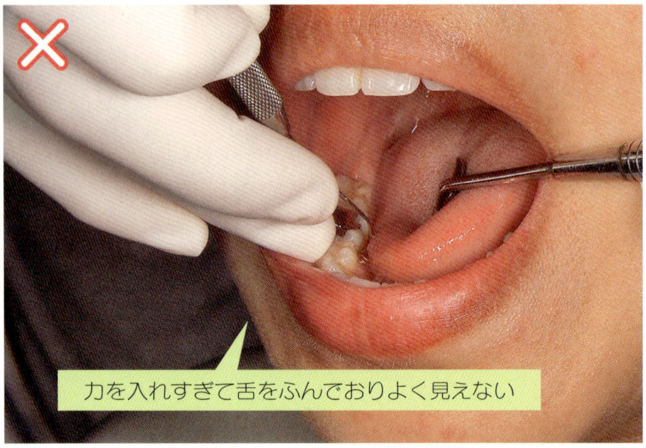

×
力を入れすぎて舌をふんでおりよく見えない

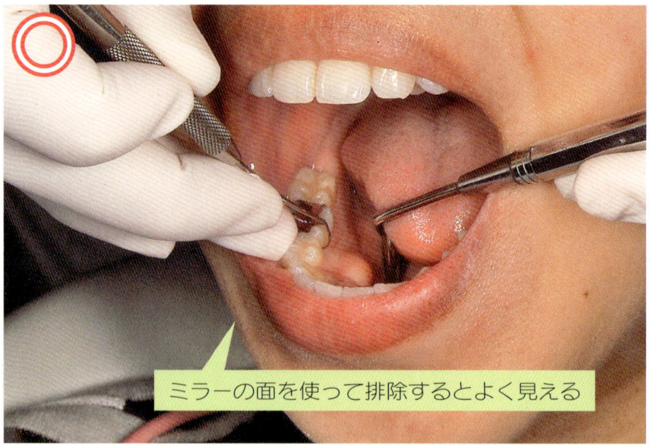

○
ミラーの面を使って排除するとよく見える

■ ミラーで口唇を排除する

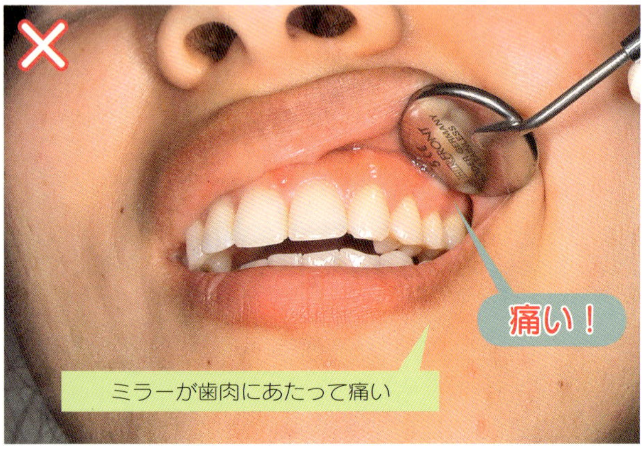

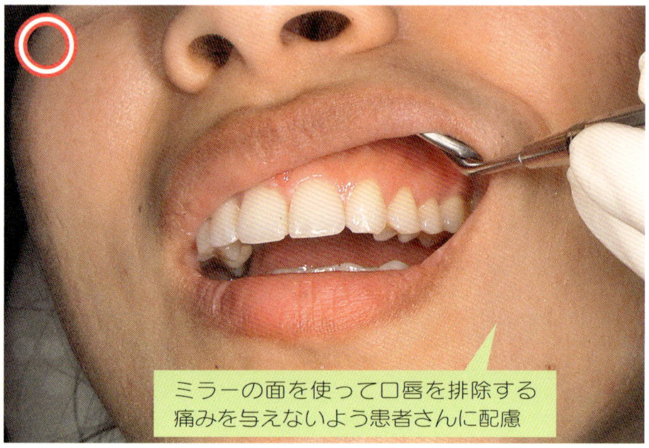

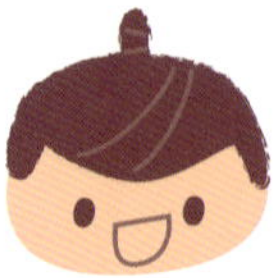

ミラーやバキュームは、気を付けていないと痛みを与えてしまいます。注意して扱いましょう。

POINT5 バキュームを有効活用する

■ バキュームで口唇を排除する

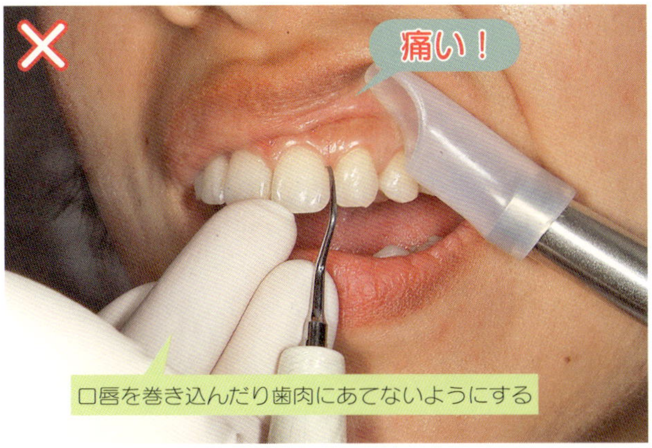
×
痛い！
口唇を巻き込んだり歯肉にあてないようにする

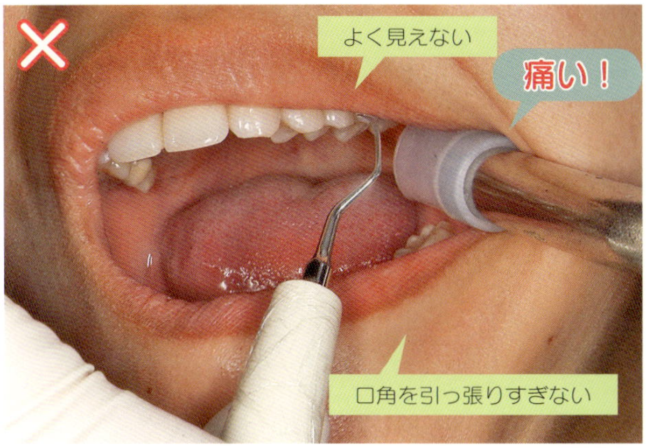
×
よく見えない
痛い！
口角を引っ張りすぎない

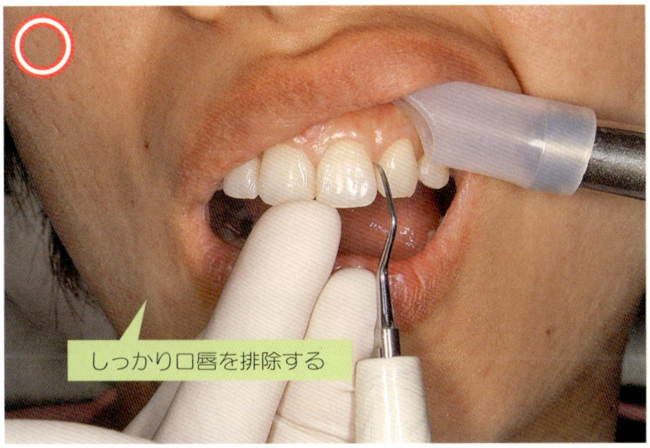
○
しっかり口唇を排除する

POINT6 術者の基本のスタイル

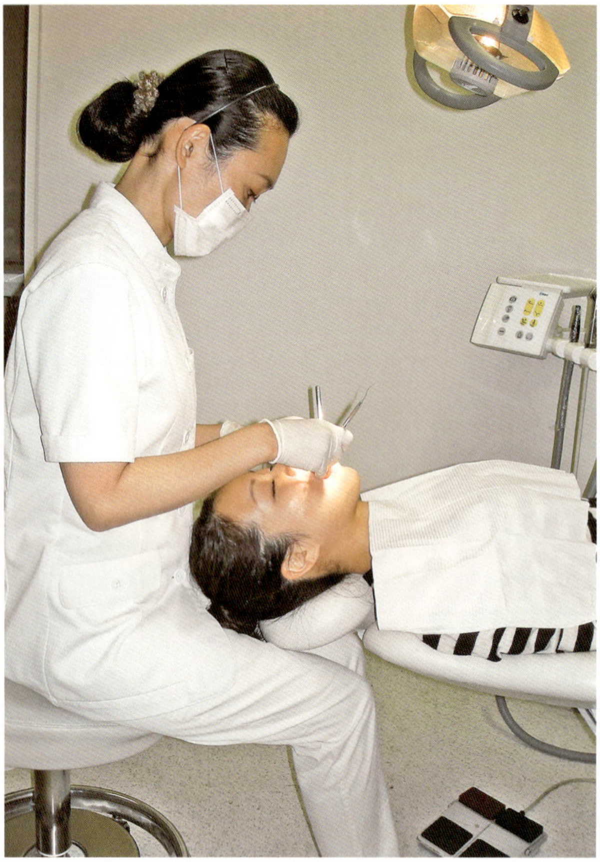

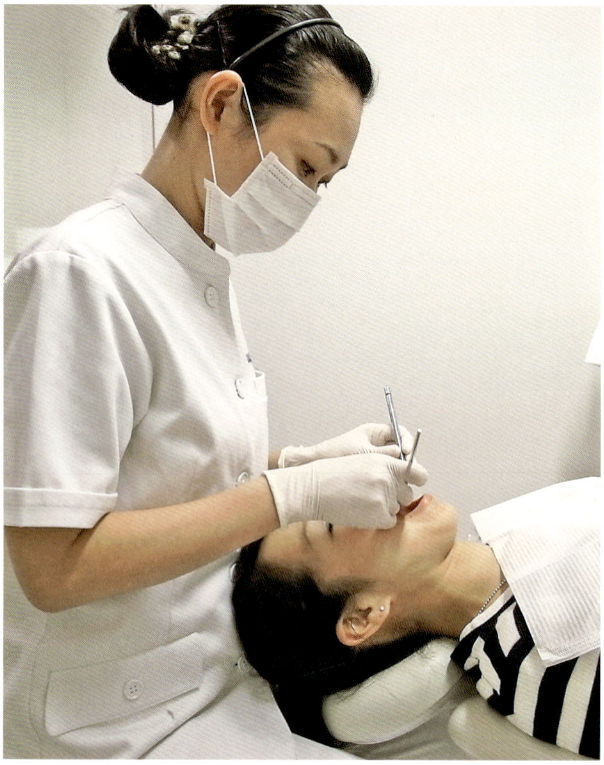

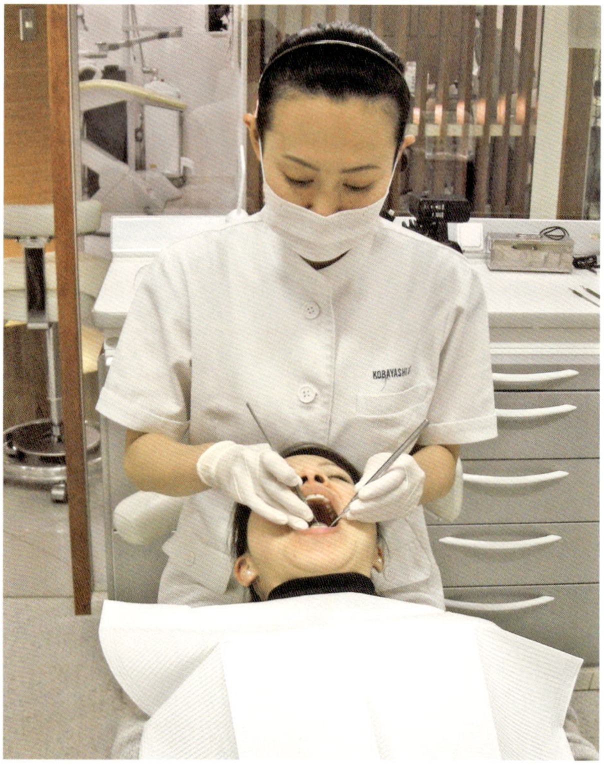

・脇をしめて背筋を伸ばすことが基本

Good Job!

部位別にみるポジショニングと施術部位の見え方の関係

口腔内の写真は術者から見えている状態を示しています。
（使用しているエキスプローラーはすべてCFDEOD11-12UH（プレミア社））

3-3

■ 12時

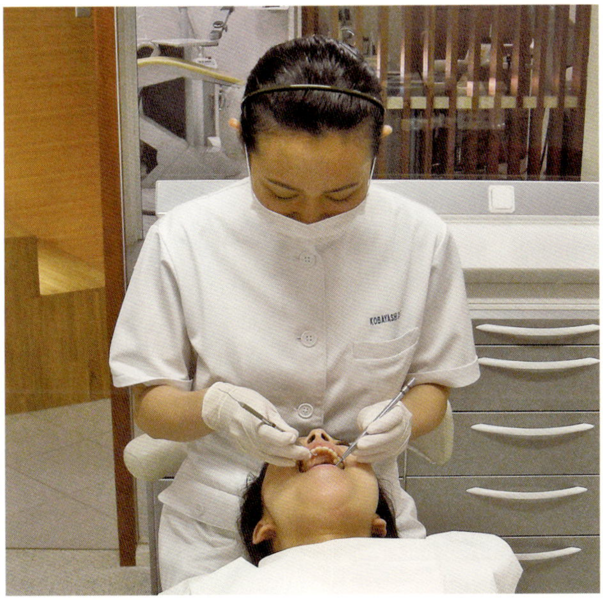

口蓋側

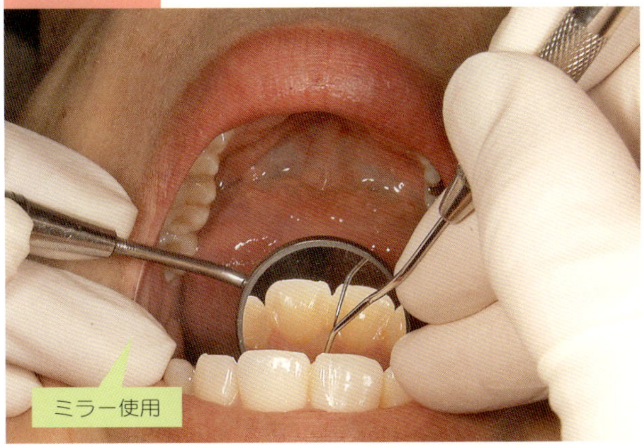

唇側

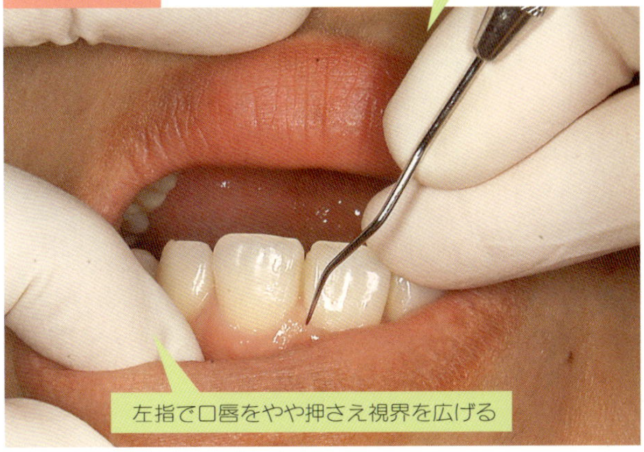

3-3

9時

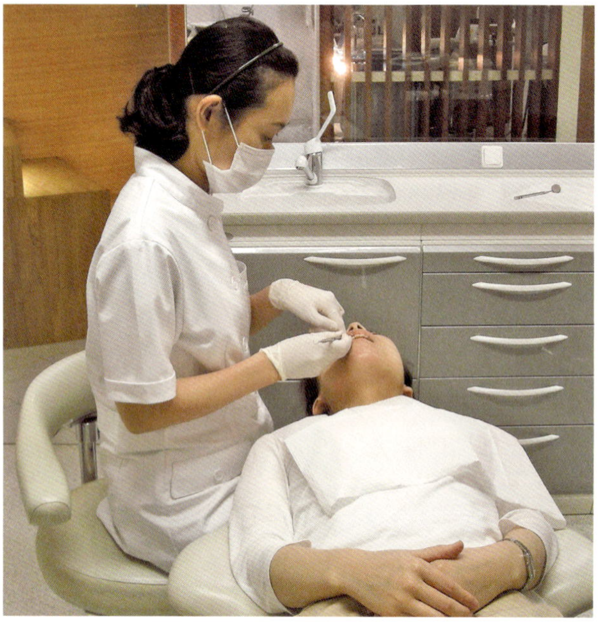

7時

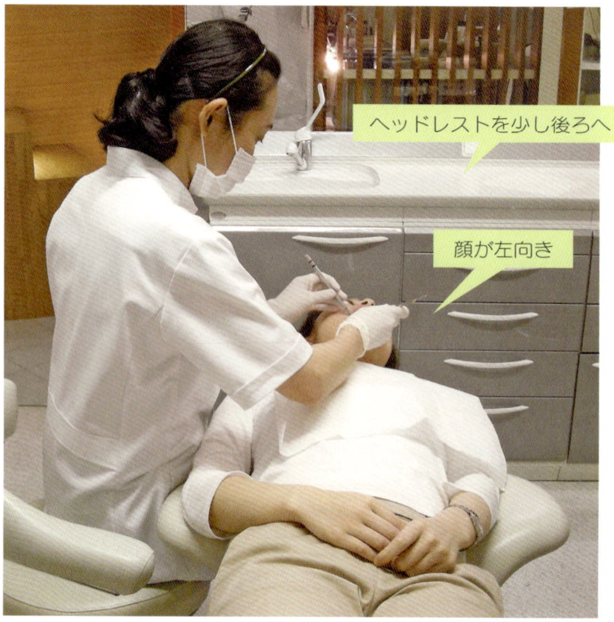

唇側 3-1

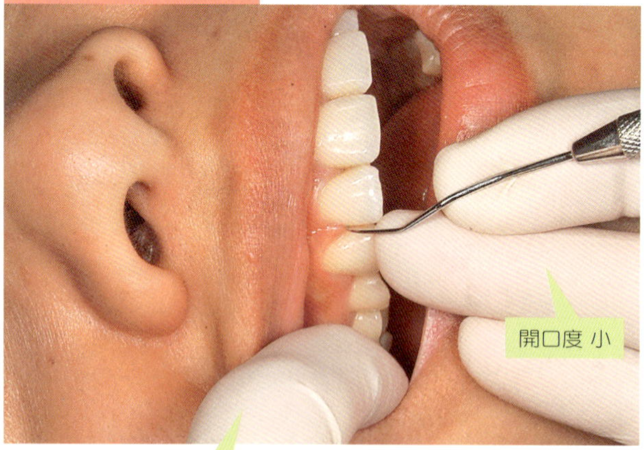

左指で左の口唇を少し引っ張り広げる

口蓋側 1-3

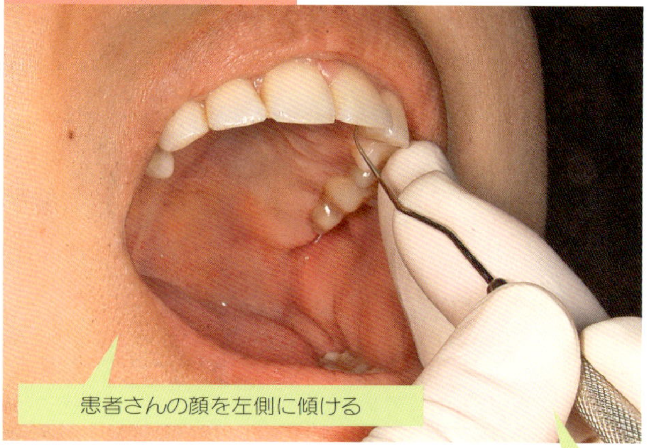

場合によっては、ミラーを使用して鏡視する

3－3

■ 9時

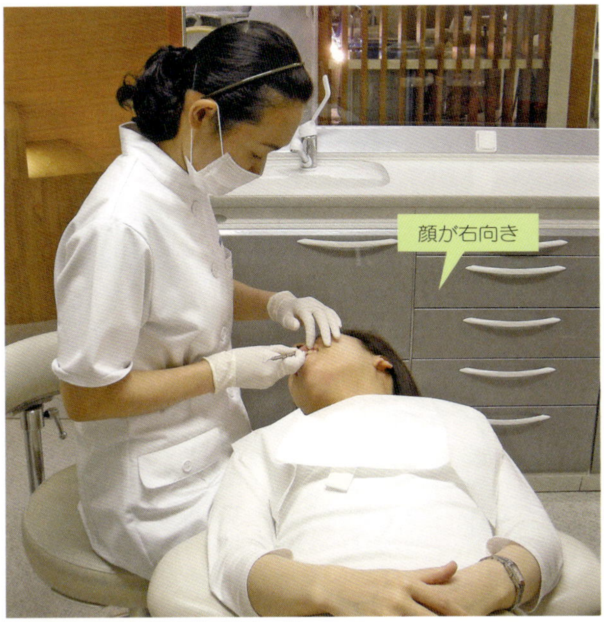

1－3 唇側

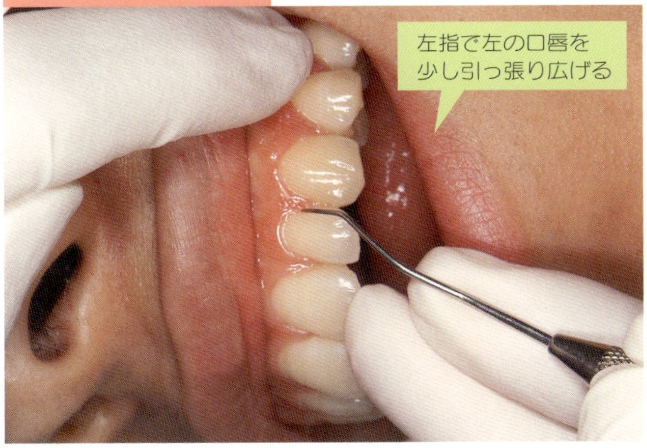

■ 7時

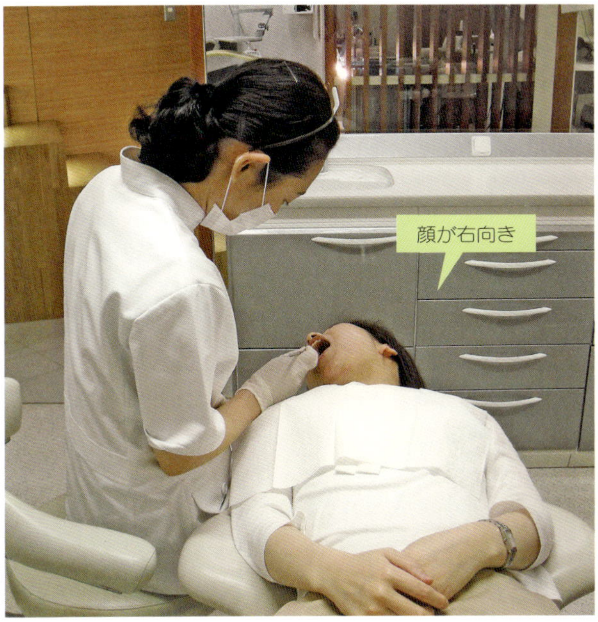

3－1 口蓋側

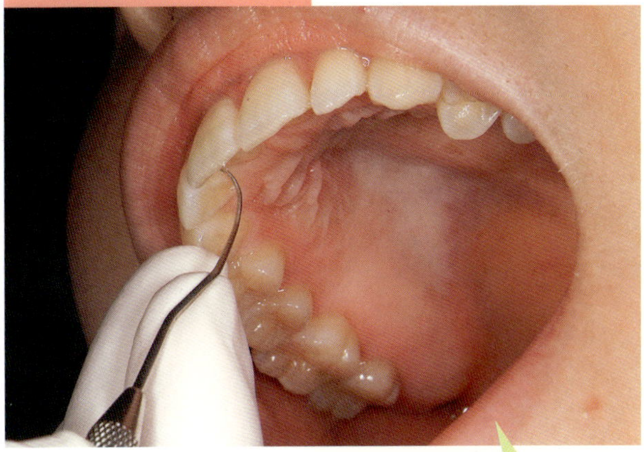

3－3

12時

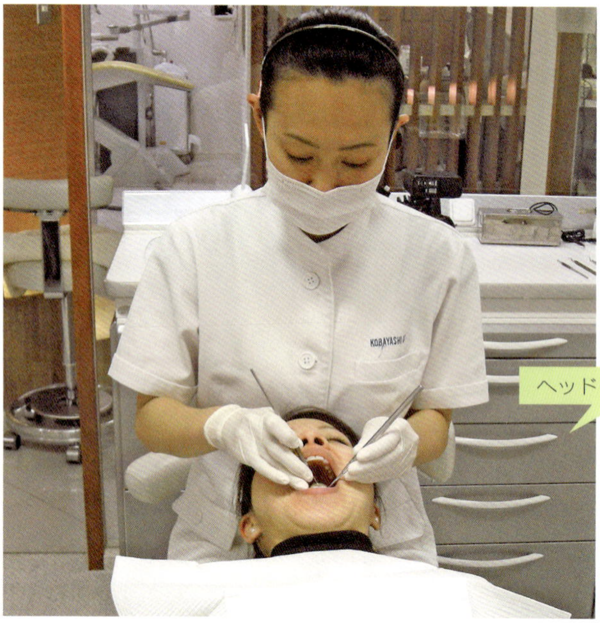
ヘッドレストを少し前へ

唇側

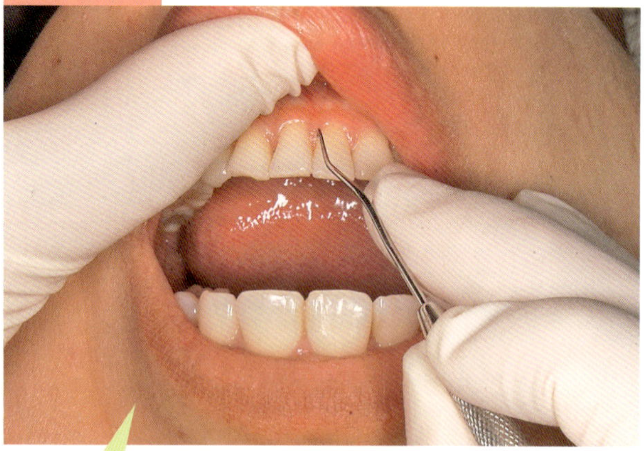
左指で口唇を少し引っ張り広げる

舌側

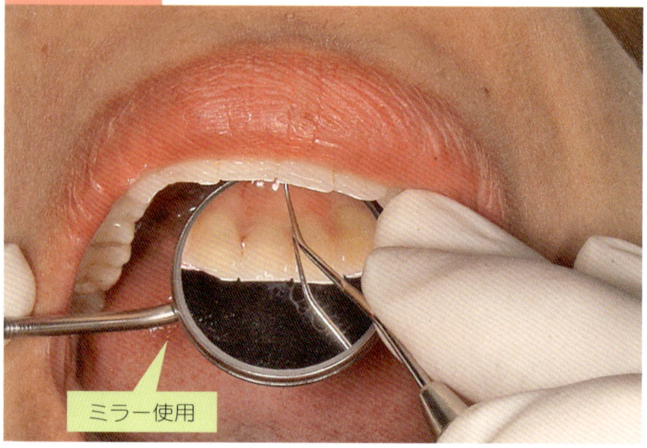
ミラー使用

3-3

■ 7時

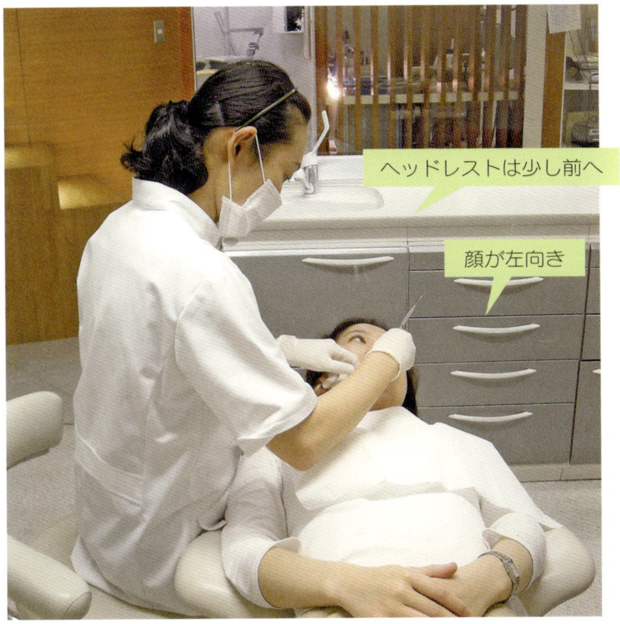

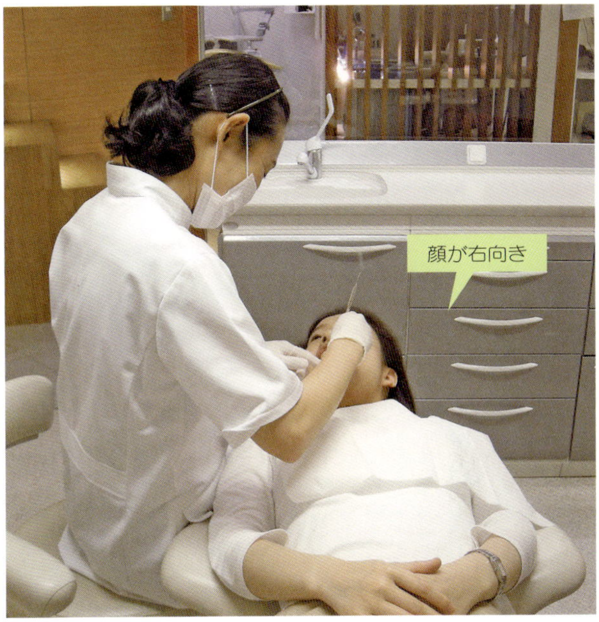

唇側 3-1

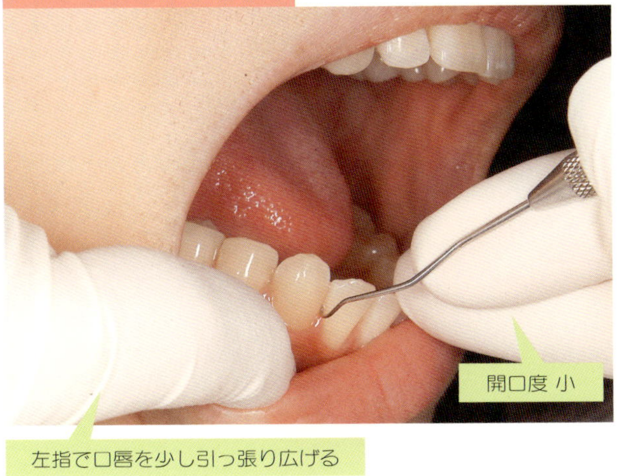

唇側 1-3

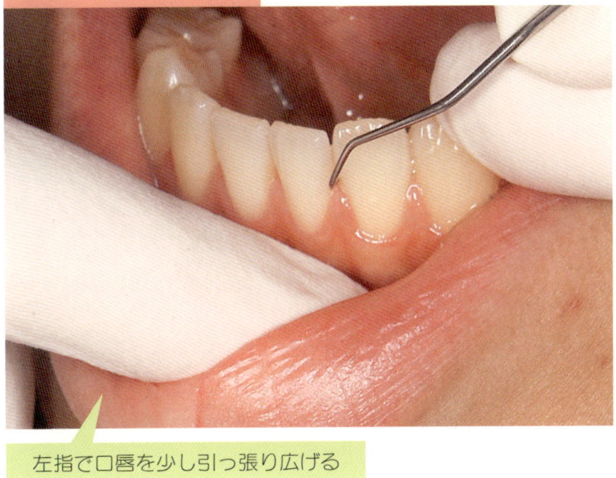

7－4

■ 9時

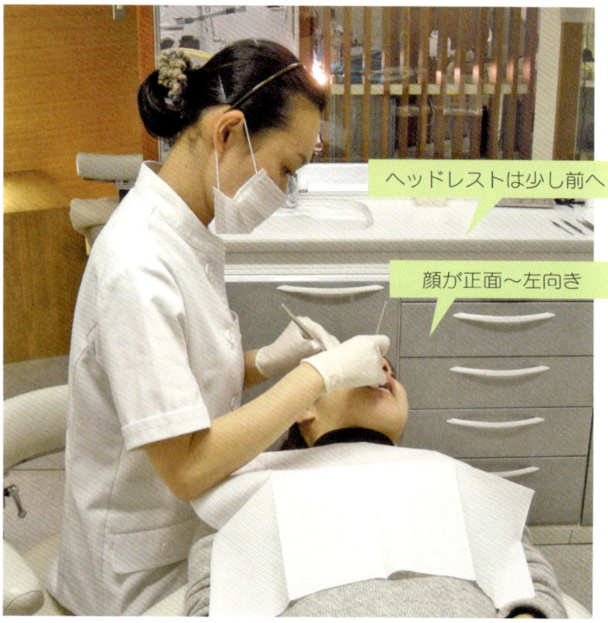

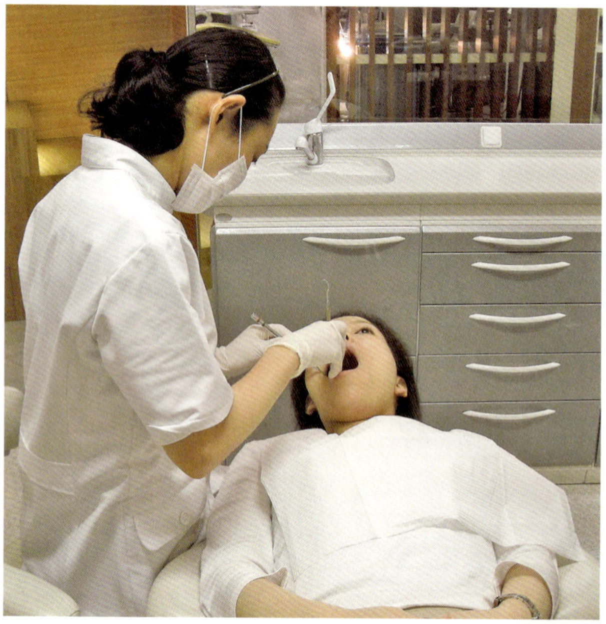

頬側

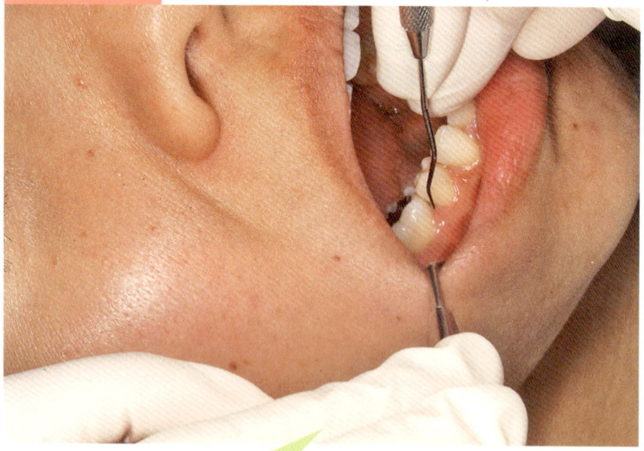

痛みを与えてしまうので
ミラーで口角を引っ張りすぎないよう注意する

舌側

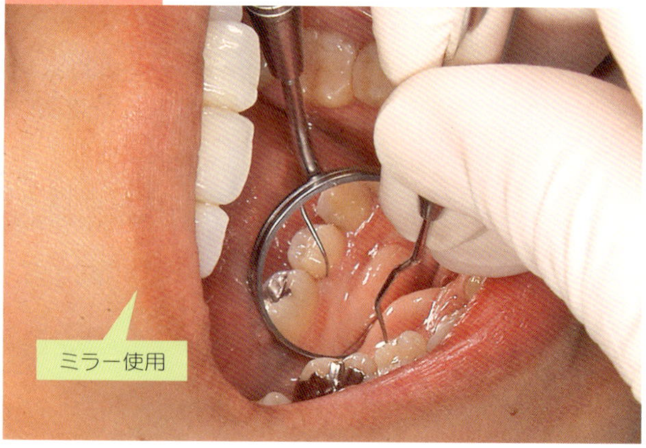

7－4

■ 1時

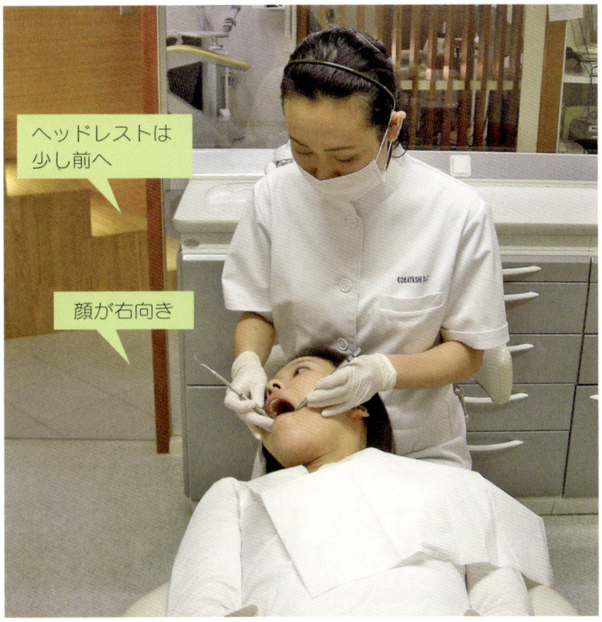

舌側

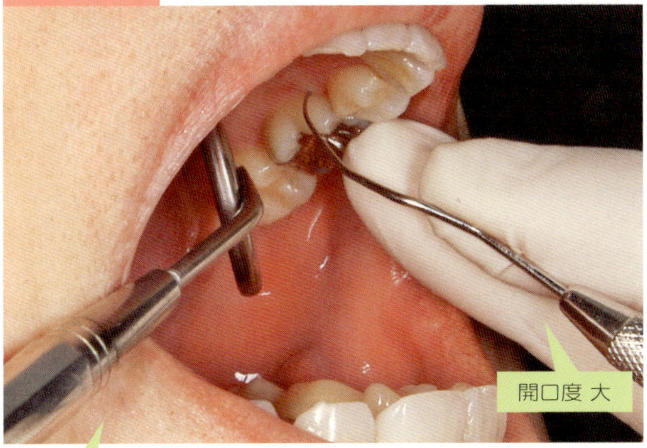

ミラーで舌を排除すると見えやすい

4－7

■ 12時

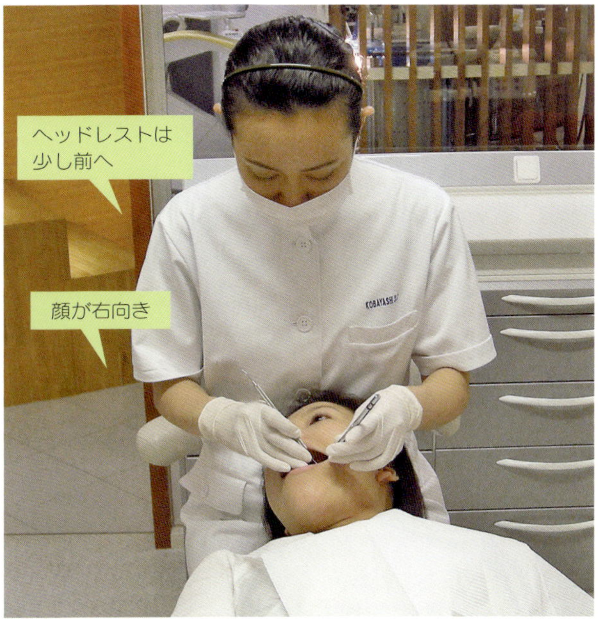

頬側

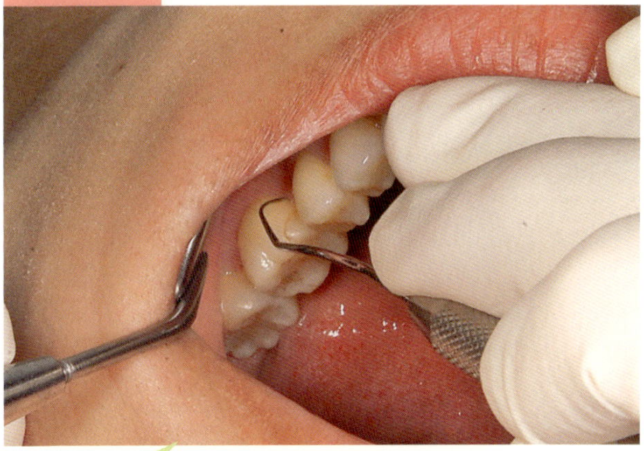

痛みを与えてしまうので
ミラーで口角を引っ張りすぎないよう注意する

4－7

9時

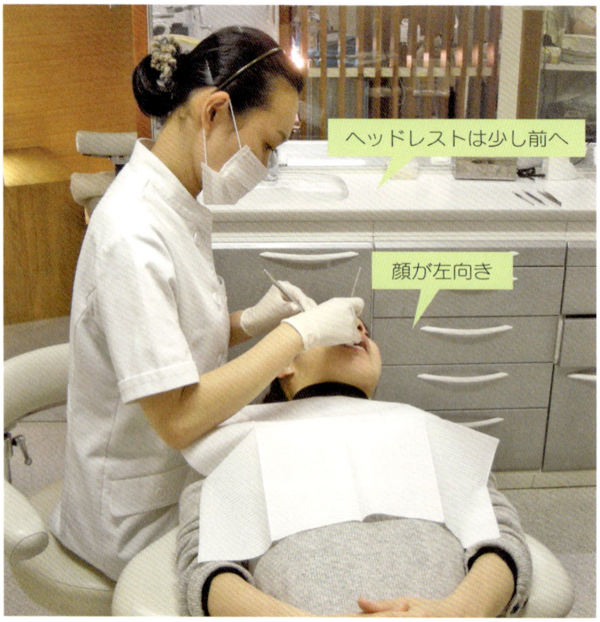

舌側

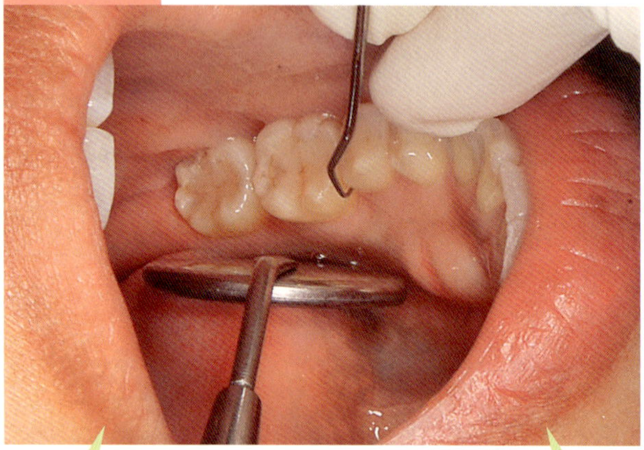

ミラーで舌を排除すると見えやすい

開口度 大

頬側

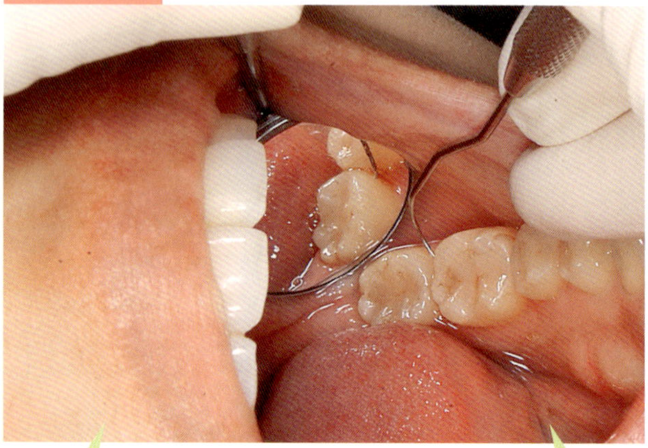

ミラーの背面で頬粘膜を排除すると見えやすい

開口度 大

7－4

■ 9時

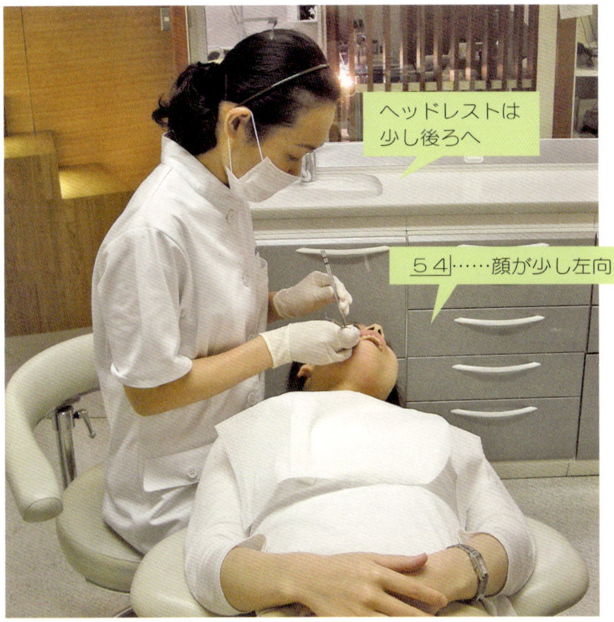
ヘッドレストは
少し後ろへ
54|……顔が少し左向き

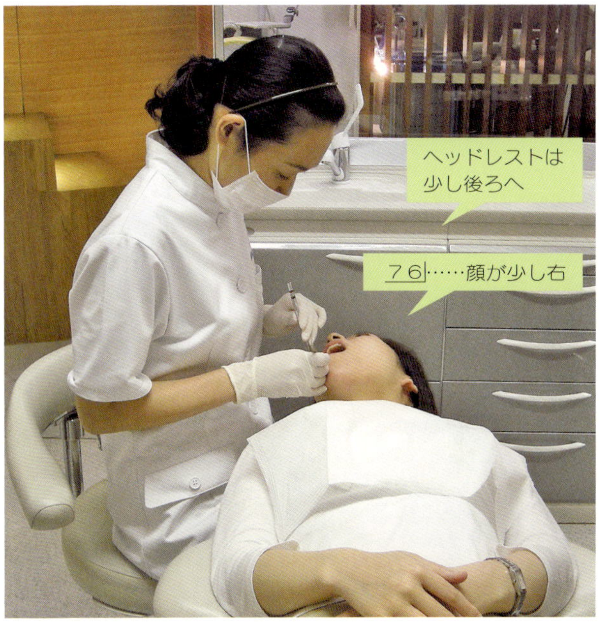
ヘッドレストは
少し後ろへ
76|……顔が少し右

頬側

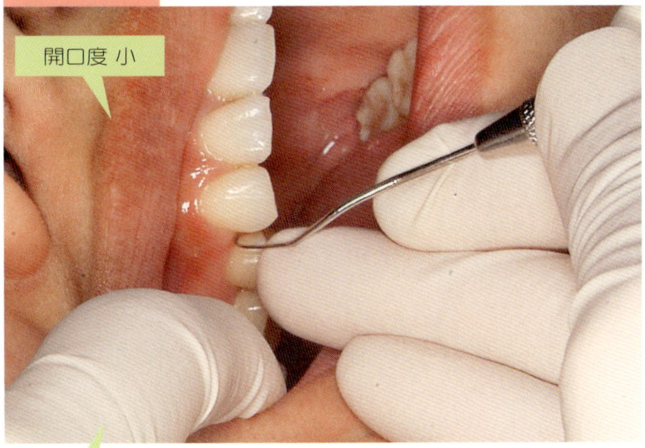
開口度 小
左指で口唇を少し引っ張り視界を広げる
ミラーで口唇を排除することもできる

頬側

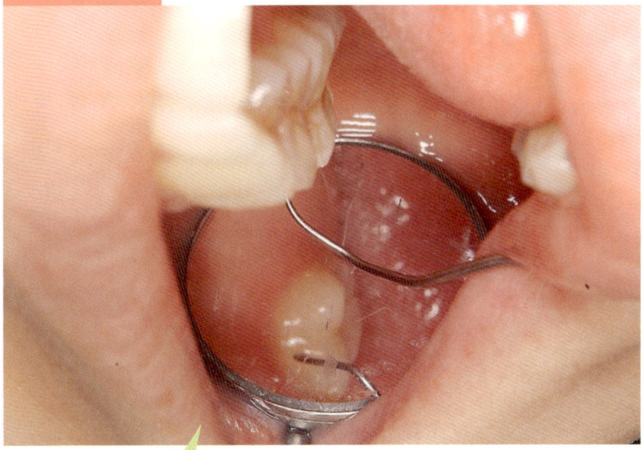
ミラー使用

7－4

9時

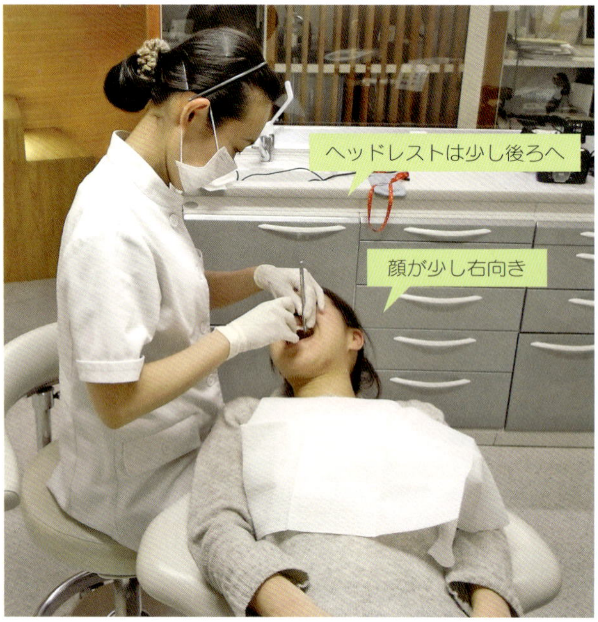
ヘッドレストは少し後ろへ
顔が少し右向き

口蓋側

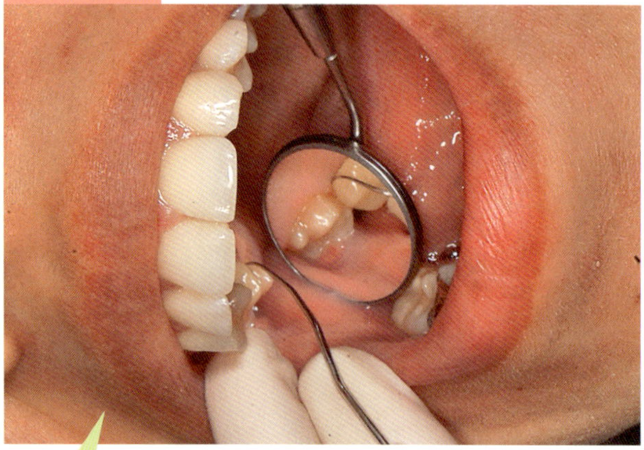

遠心側はミラーを使うとよく見える

12時

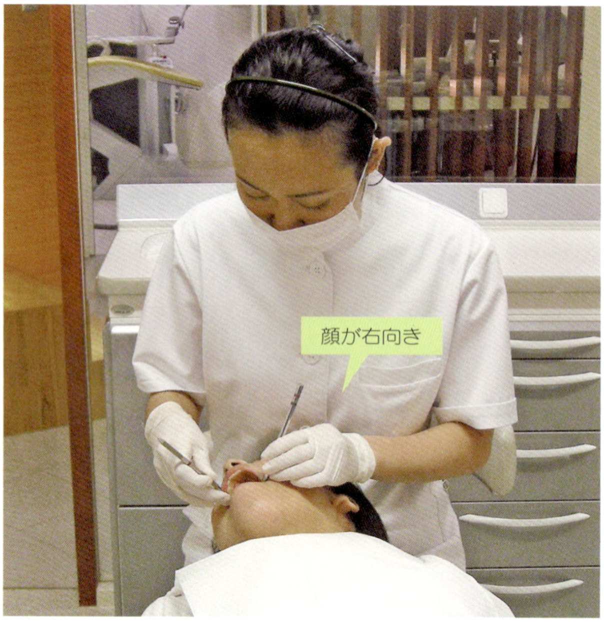
顔が右向き

口蓋側

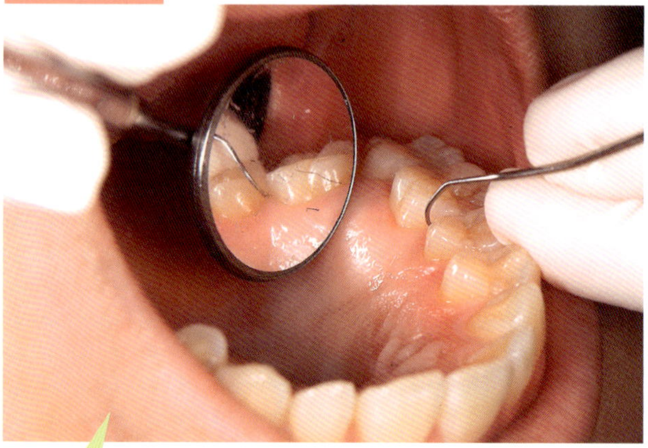

遠心側はミラーを使うとよく見える

4－7

■ 9時

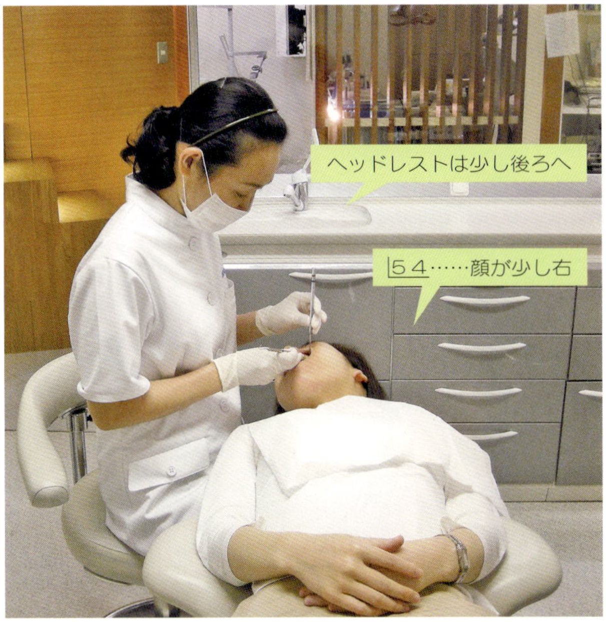

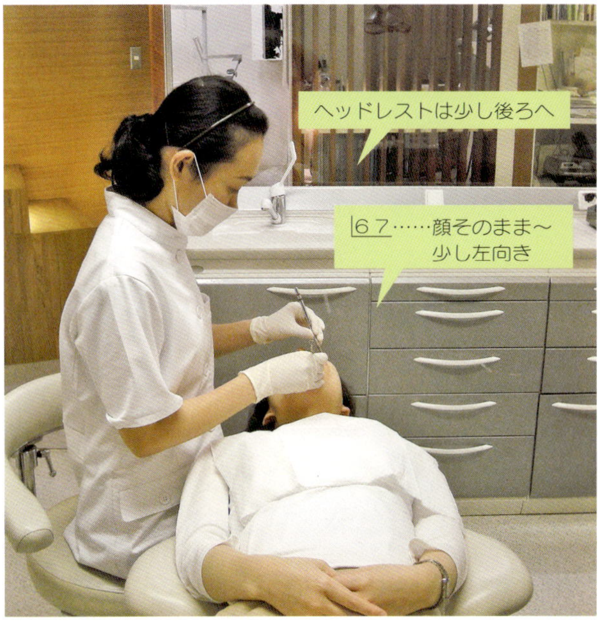

頬側

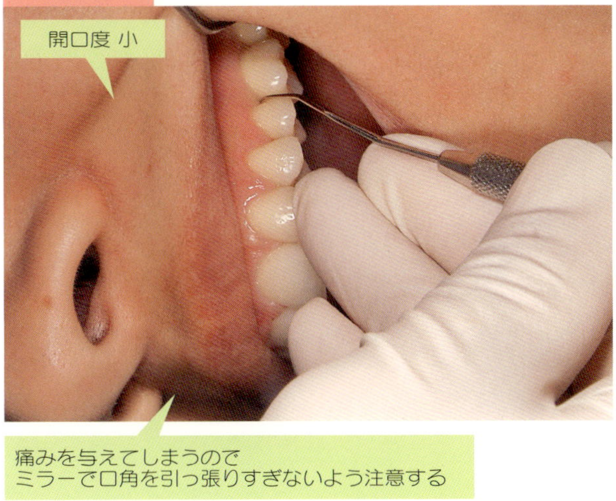

痛みを与えてしまうので
ミラーで口角を引っ張りすぎないよう注意する

頬側

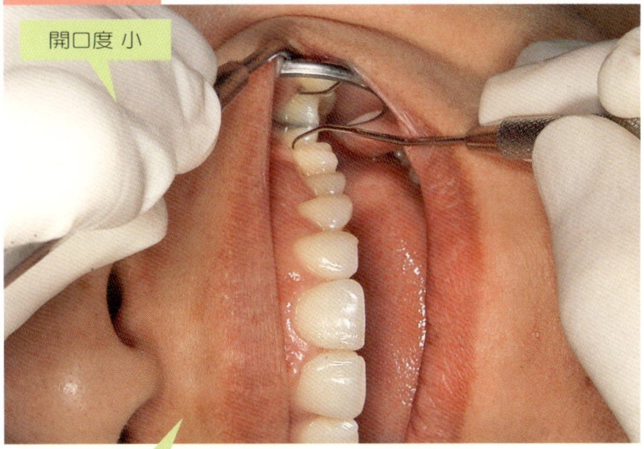

痛みを与えてしまうので
ミラーで口角を引っ張りすぎないよう注意する

4－7

■ 9時

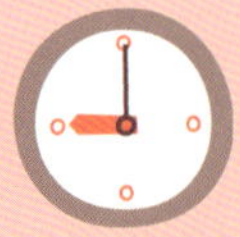

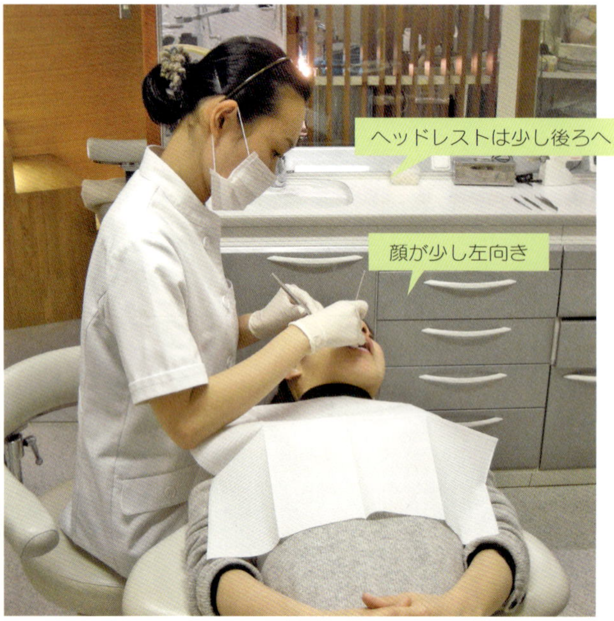
ヘッドレストは少し後ろへ
顔が少し左向き

口蓋側

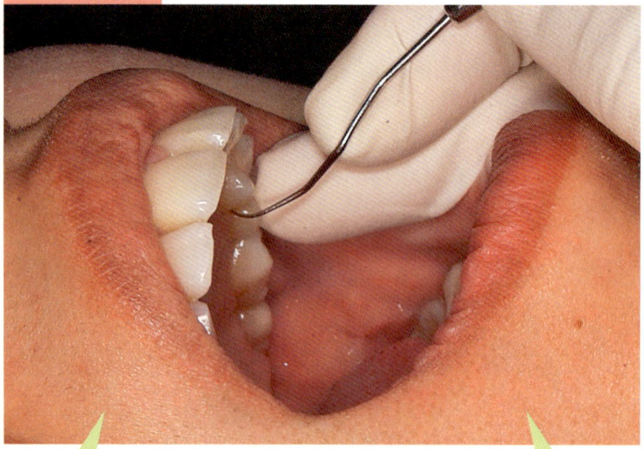
開口度大
場合によってはミラーを使用して鏡視する

改善点

4

器具の正しい把持方法を身に付けよう

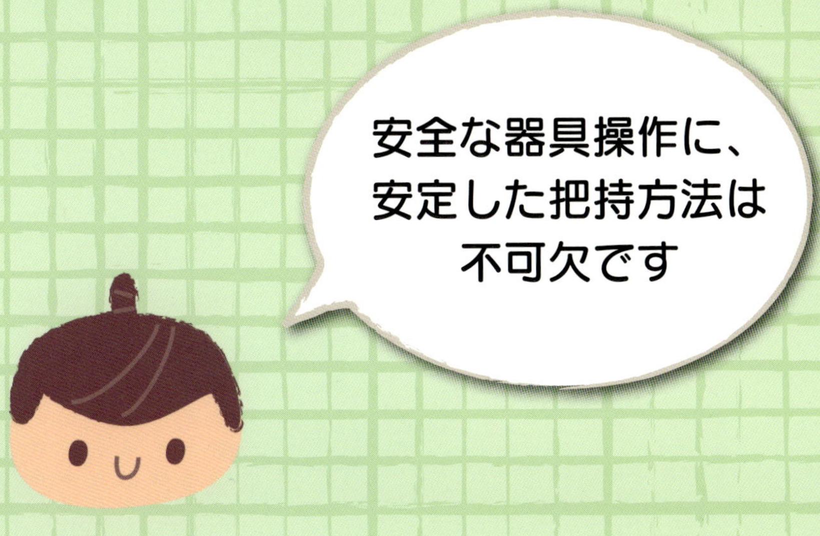
安全な器具操作に、
安定した把持方法は
不可欠です

小松原 夕香

Oh! No!

器具の正しい把持方法を身に付けよう

誤った把持方法だとこんな影響が?!

影響 ≫ 安定した操作ができない

安定しないと歯石をとらえられない

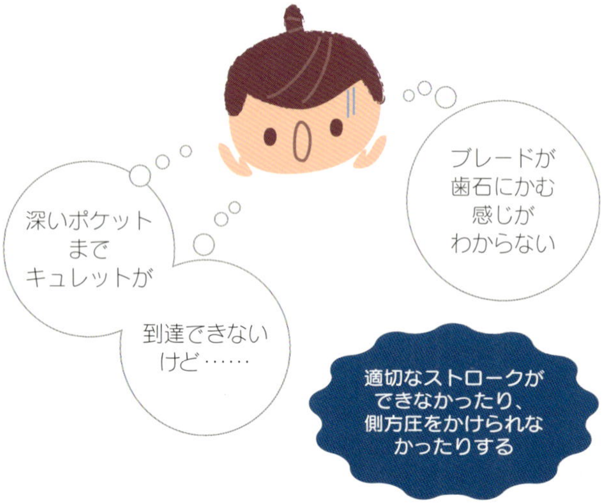
深いポケットまでキュレットが
到達できないけど……
ブレードが歯石にかむ感じがわからない
適切なストロークができなかったり、側方圧をかけられなかったりする

安定しないと歯周組織を傷つける

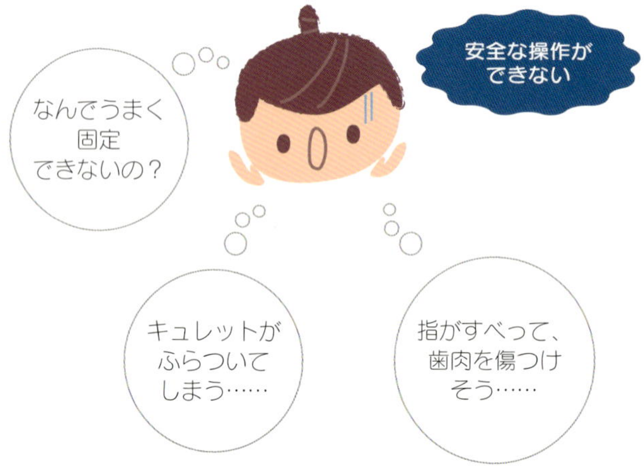
なんでうまく固定できないの?
安全な操作ができない
キュレットがふらついてしまう……
指がすべって、歯肉を傷つけそう……

安定しないと時間がかかる

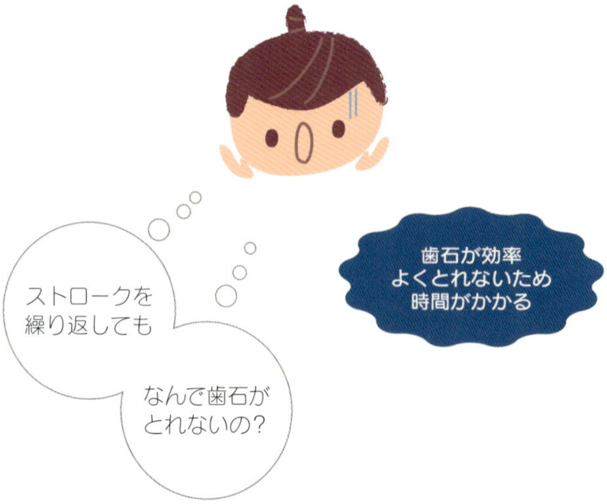
ストロークを繰り返しても
なんで歯石がとれないの?
歯石が効率よくとれないため時間がかかる

安定しないと体に負担がかかる

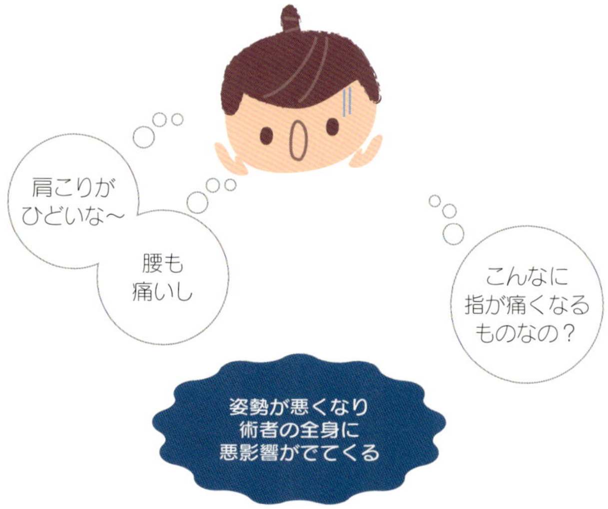
肩こりがひどいな~
腰も痛いし
こんなに指が痛くなるものなの?
姿勢が悪くなり術者の全身に悪影響がでてくる

執筆状変法をマスターしよう！

器具の把持は、執筆状変法で

執筆状変法は器具を把持する基本的な持ち方です。器具を安定させることに適しており、安全に効果的に作業することができます。

エキスプローラー

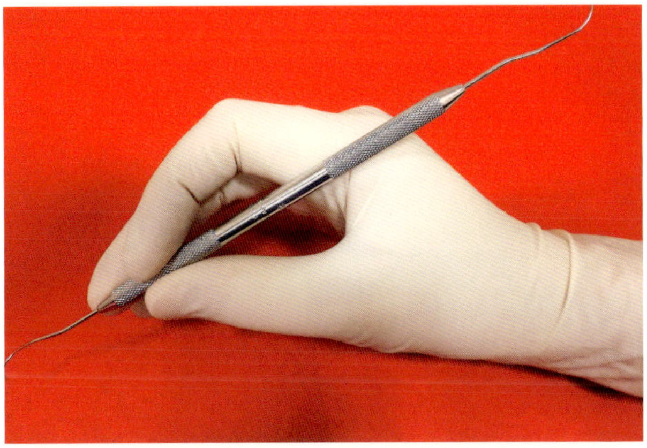

プローブ

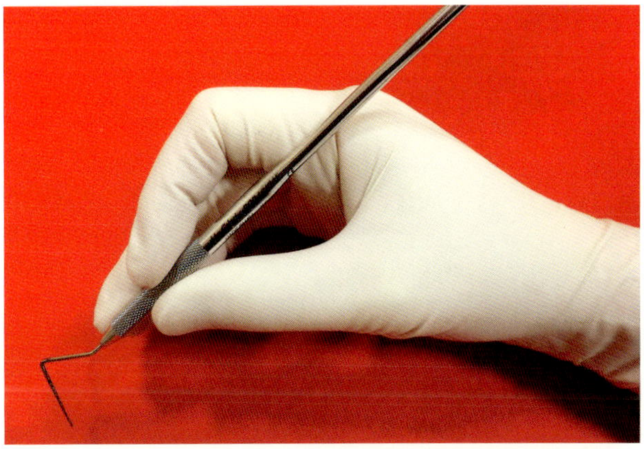

スケーラー

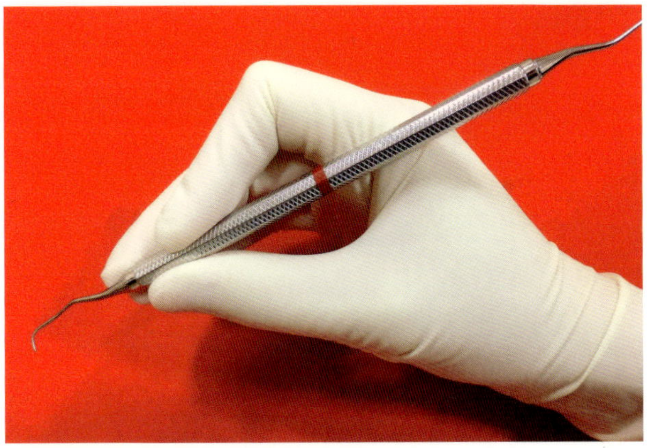

器具の先端側から見た指の関係

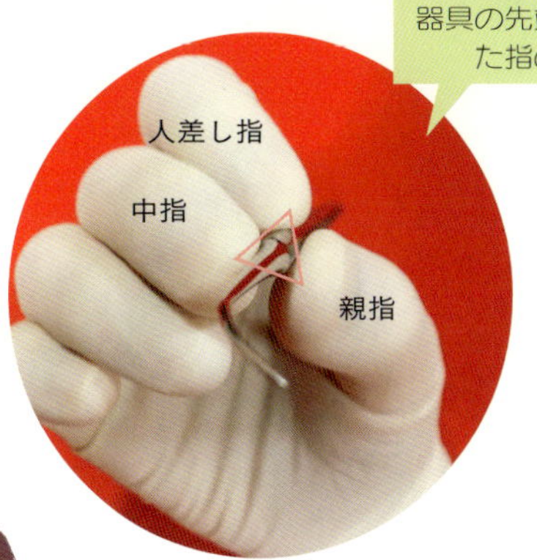

いずれの器具も、執筆状変法が基本です。

エキスプローラーの把持

正しい持ち方：執筆状変法で軽く把持する

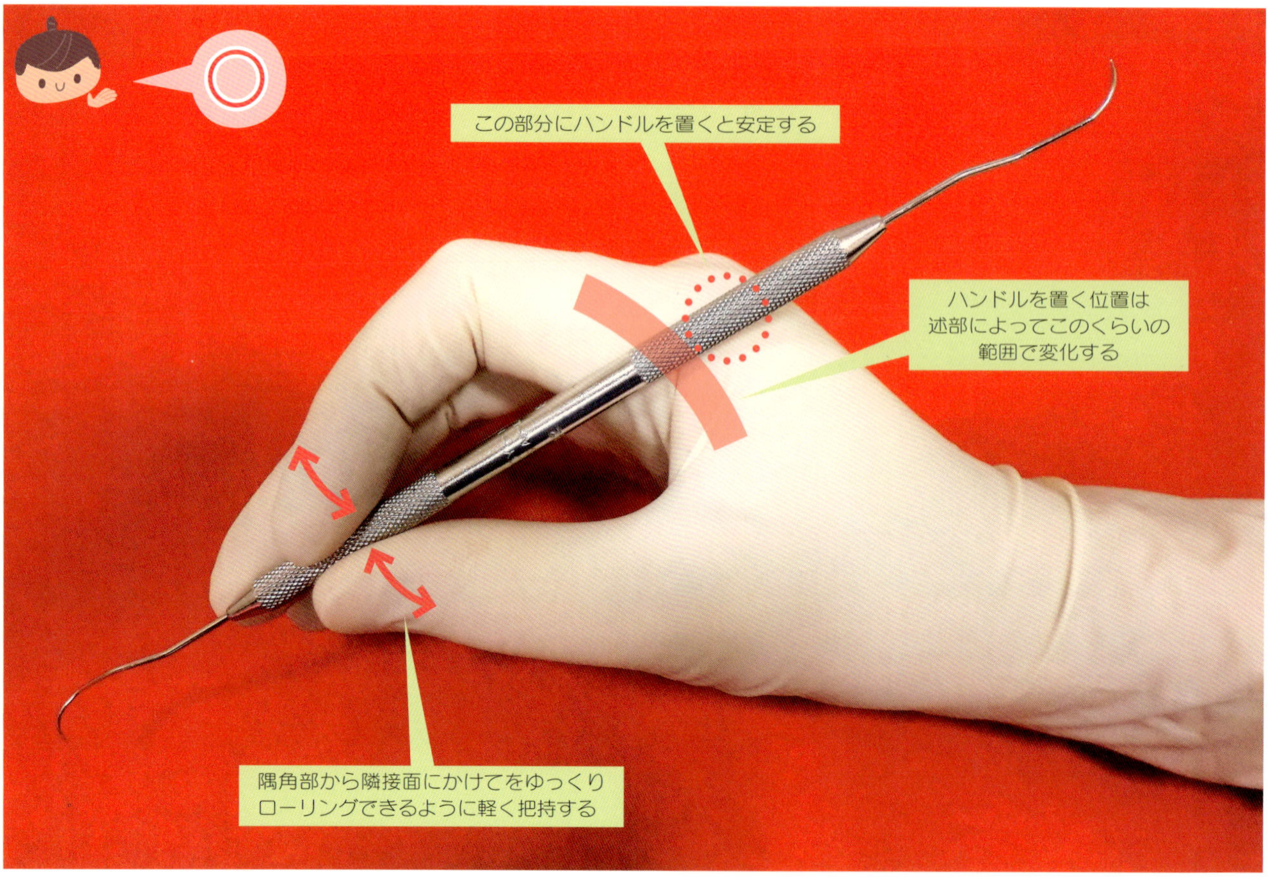

この部分にハンドルを置くと安定する
ハンドルを置く位置は
述部によってこのくらいの
範囲で変化する
隅角部から隣接面にかけてをゆっくり
ローリングできるように軽く把持する

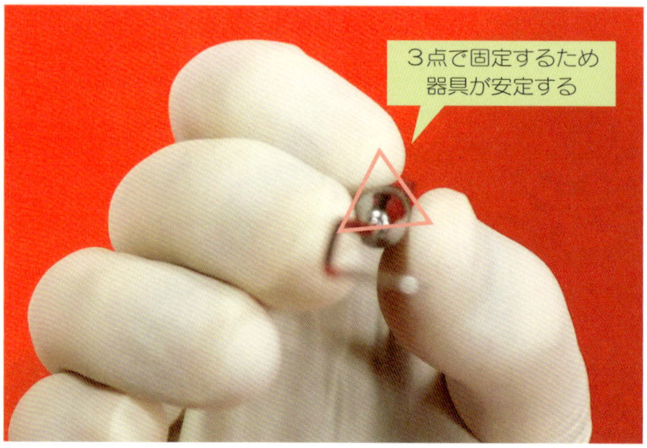

3点で固定するため
器具が安定する

軽く把持することで、器具操作がしやすく、触感が伝わりやすくなります。

間違った持ち方をしていないか、確認しよう

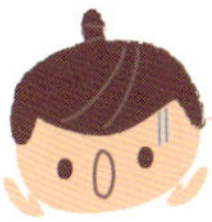

これらは間違ったエキスプローラーの持ち方です。×

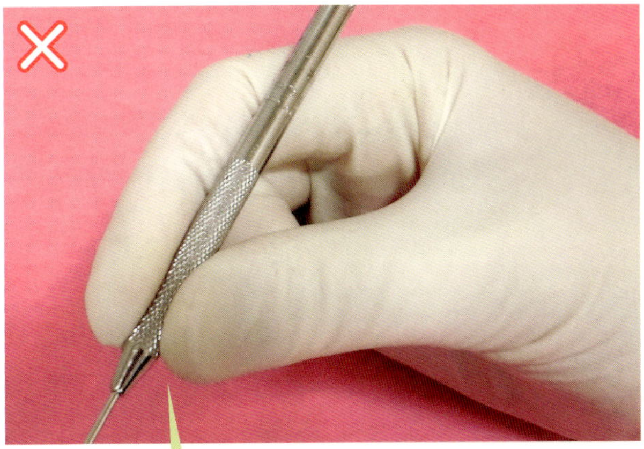

2点だと不安定

力が入りすぎていると指先に触感が伝わりにくく器具操作がしにくい

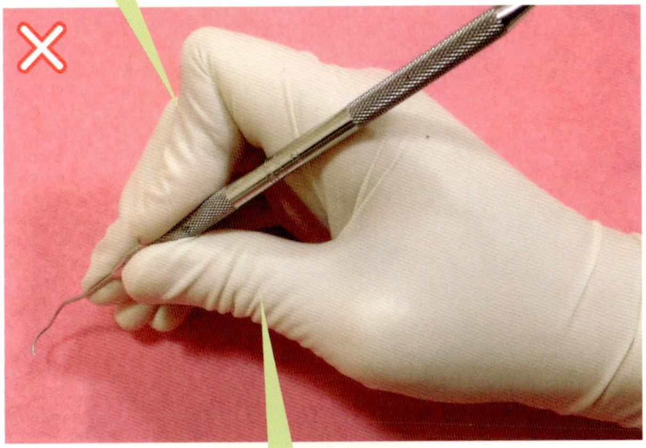

力の入りすぎ

執筆状変法に手が慣れていない場合は、意識して把持するようにしましょう。

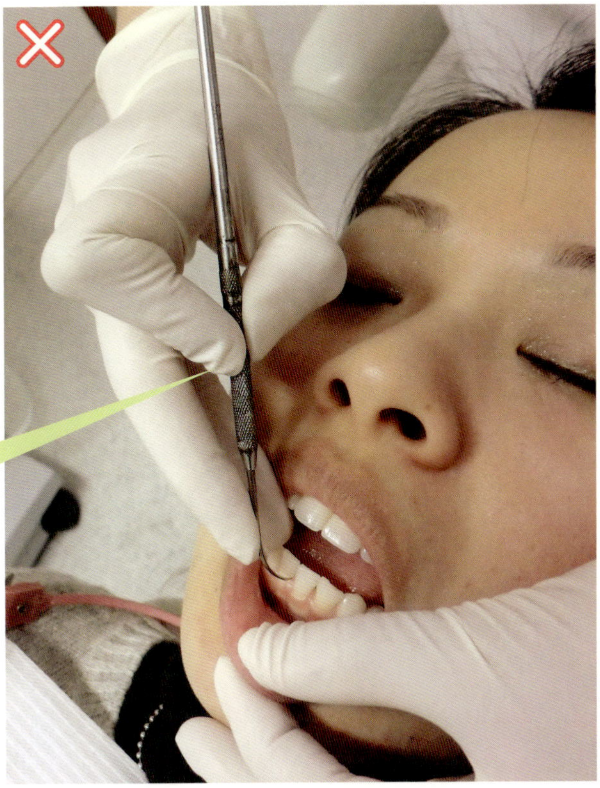

人差し指と親指を後ろへさげすぎている

Good Job!

プローブの把持

正しい持ち方：執筆状変法で軽く把持する

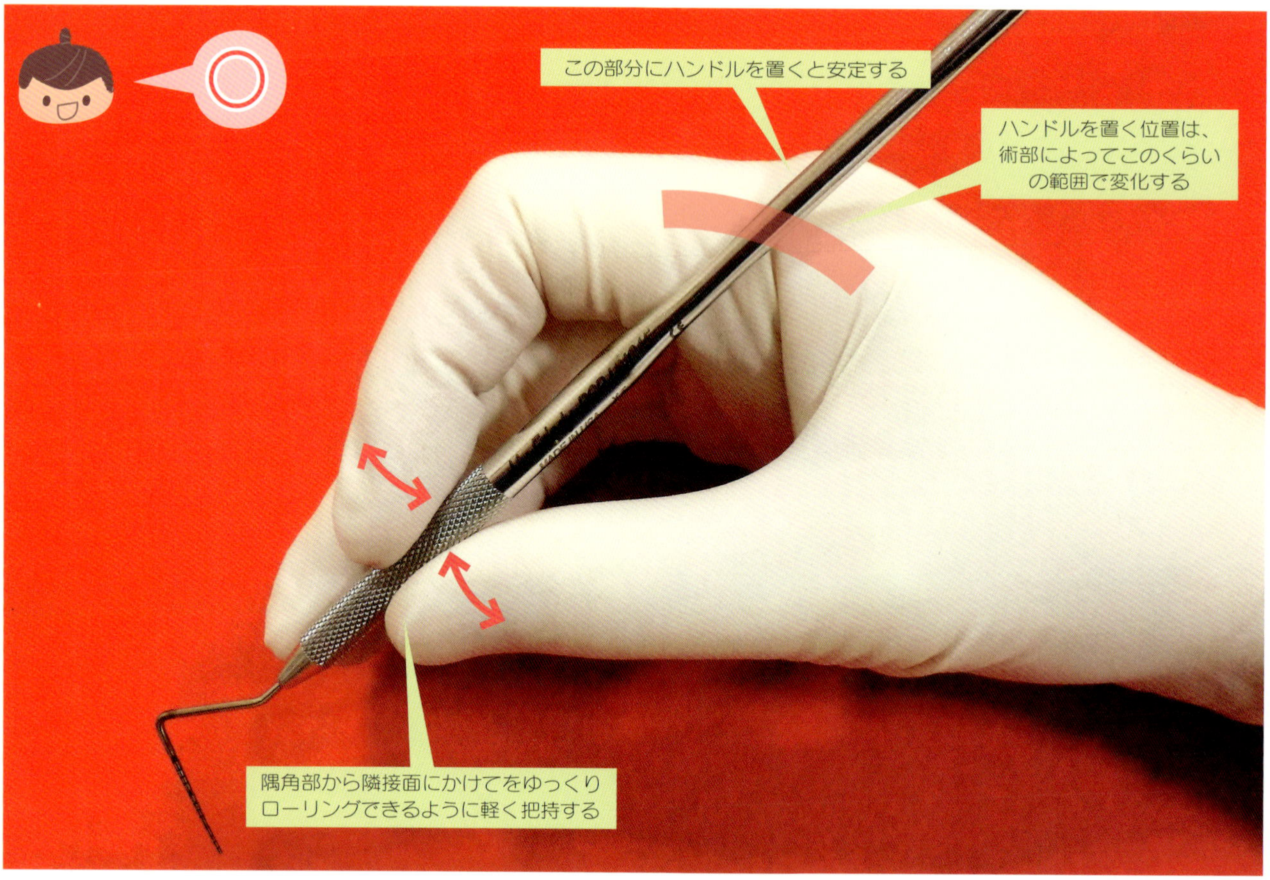

この部分にハンドルを置くと安定する
ハンドルを置く位置は、術部によってこのくらいの範囲で変化する
隅角部から隣接面にかけてをゆっくりローリングできるように軽く把持する

プローブも軽く持つようにして、触感を大切にしましょう。

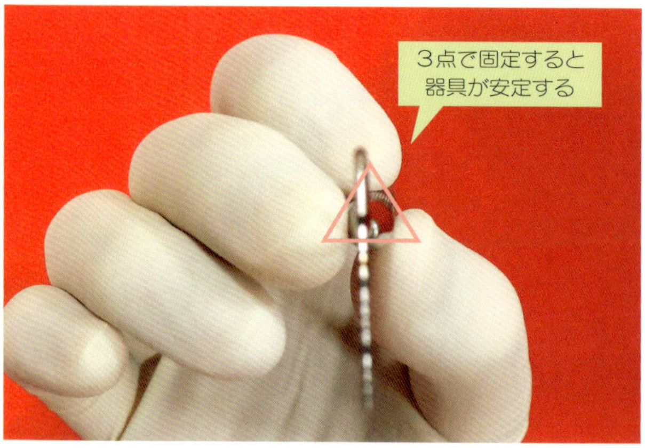

３点で固定すると器具が安定する

間違った持ち方をしていないか、確認しよう

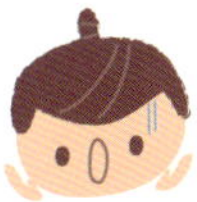

これらは間違った
プローブの持ち方です。

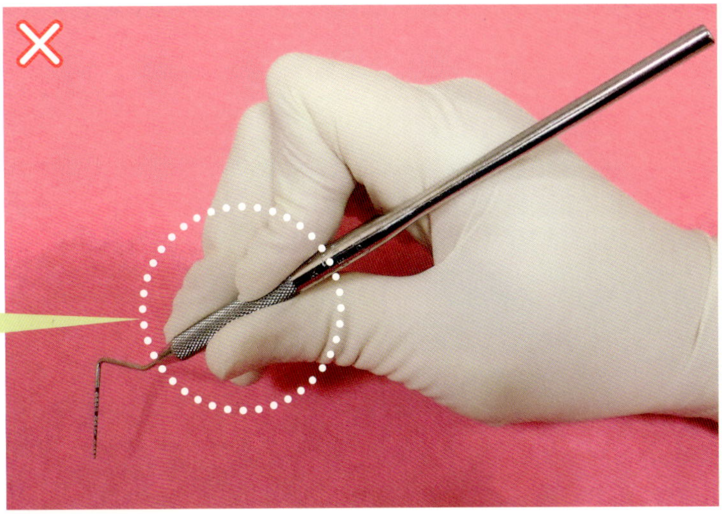

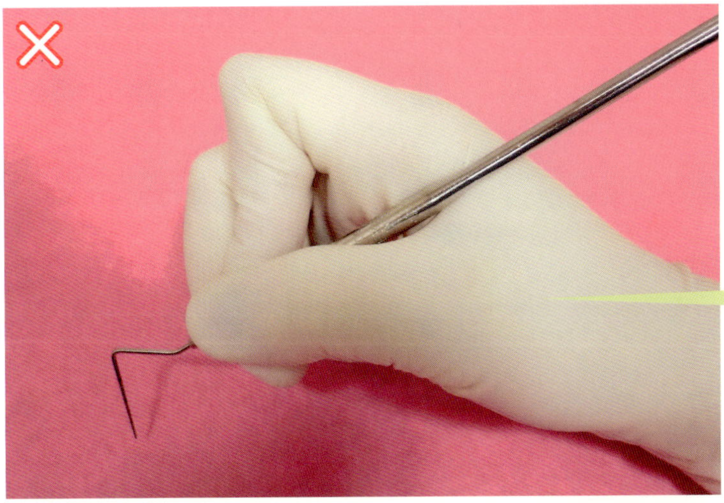

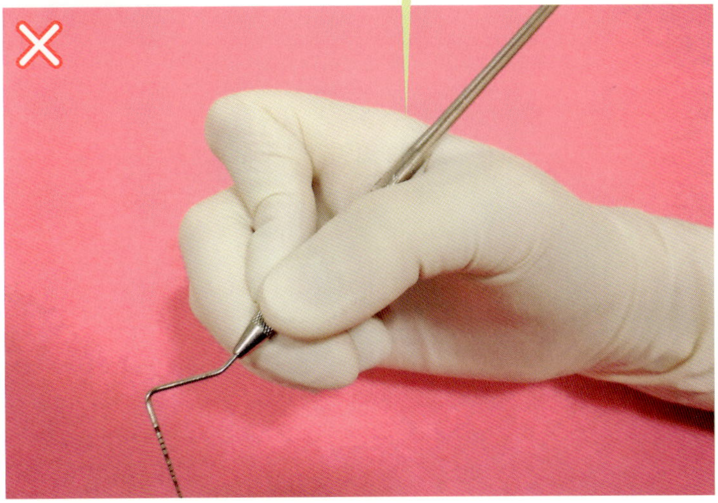

執筆状になると、適切な圧による
プロービングができません。

スケーラーの把持

正しい持ち方：執筆状変法でしっかりと把持する

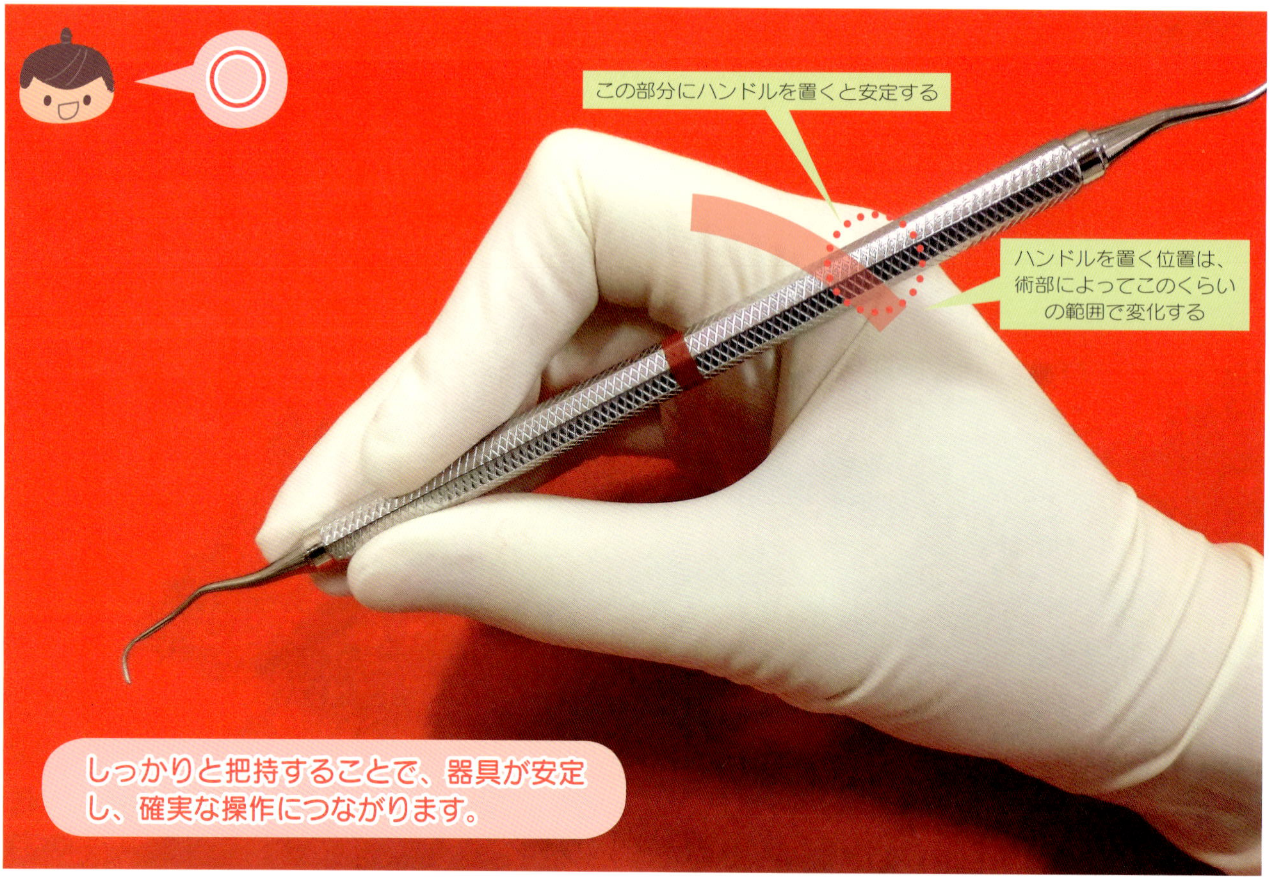

この部分にハンドルを置くと安定する
ハンドルを置く位置は、術部によってこのくらいの範囲で変化する
しっかりと把持することで、器具が安定し、確実な操作につながります。

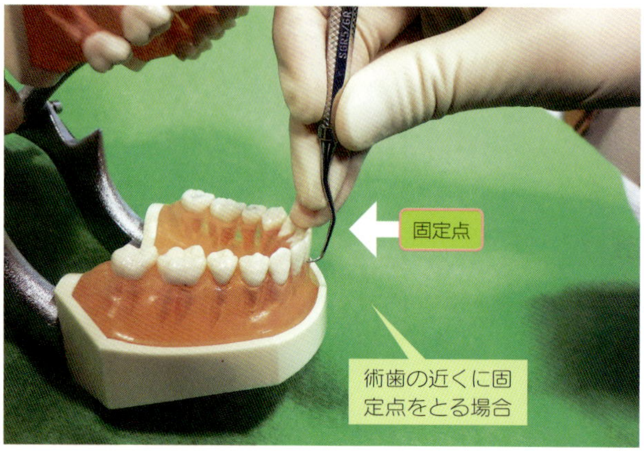

固定点
術歯の近くに固定点をとる場合

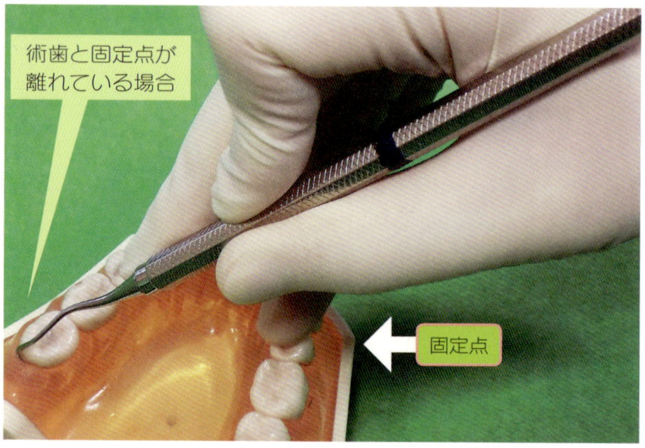

術歯と固定点が離れている場合
固定点

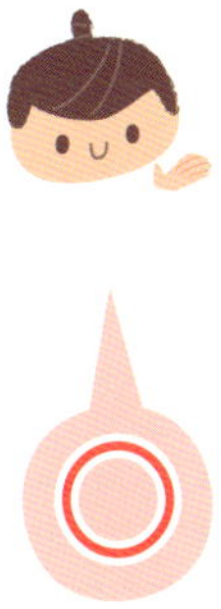

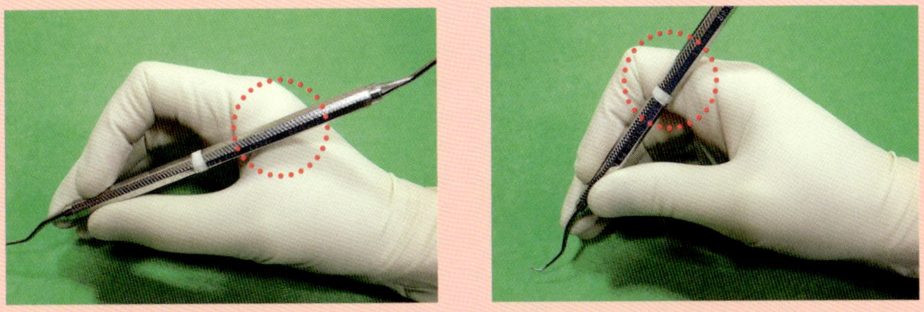

術部や固定法により、ハンドルを置く位置は変わます。

● 対合歯固定の場合

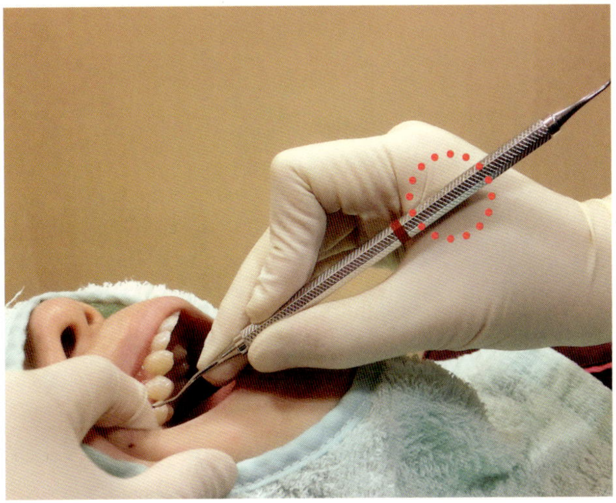

● 口腔外固定の場合

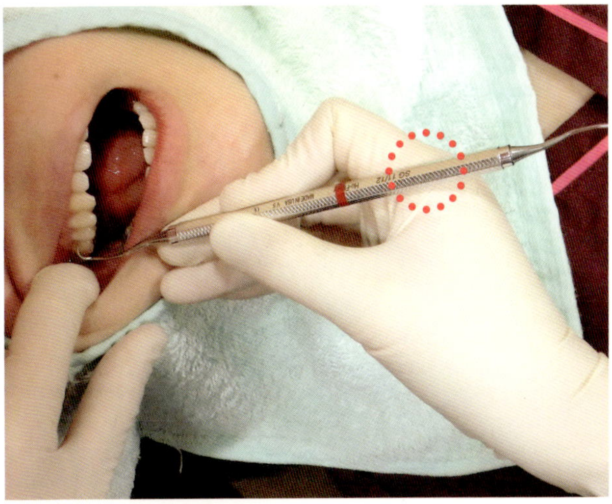

● 8時の位置から下顎前歯部舌側を施術する場合

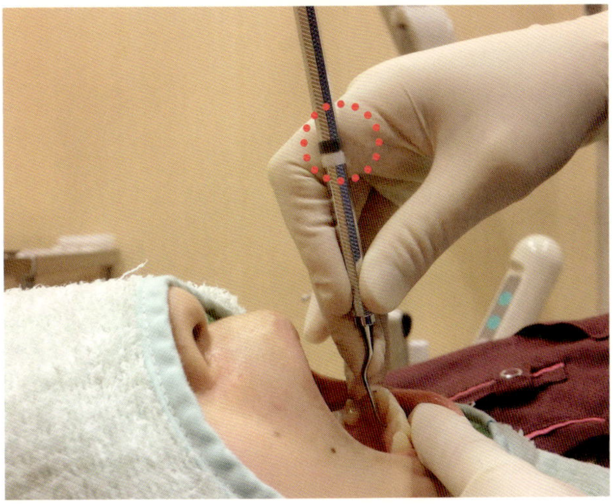

間違った持ち方をしていないか、確認しよう

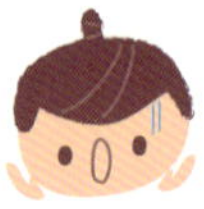

これらは間違ったスケーラーの持ち方です。

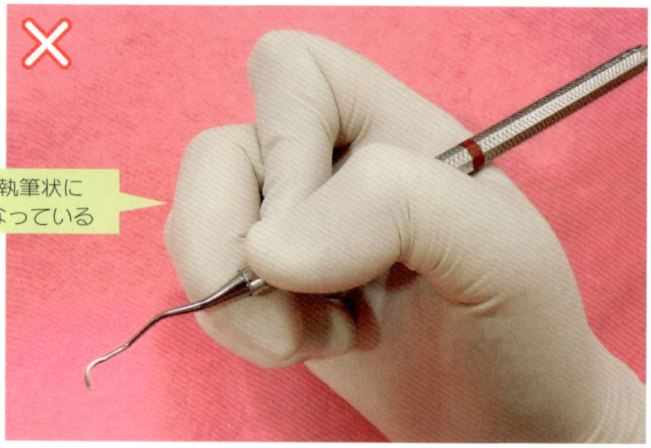

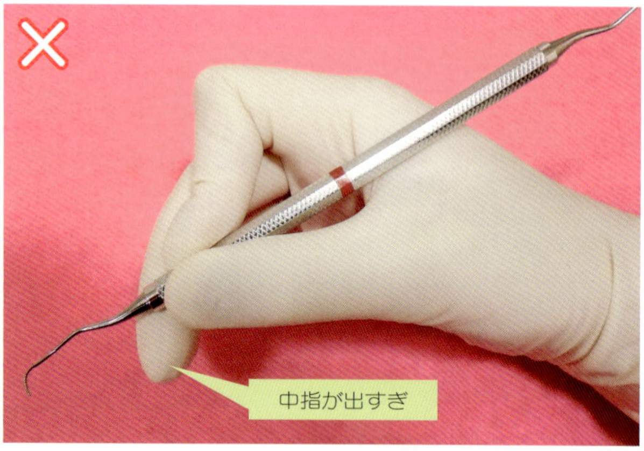

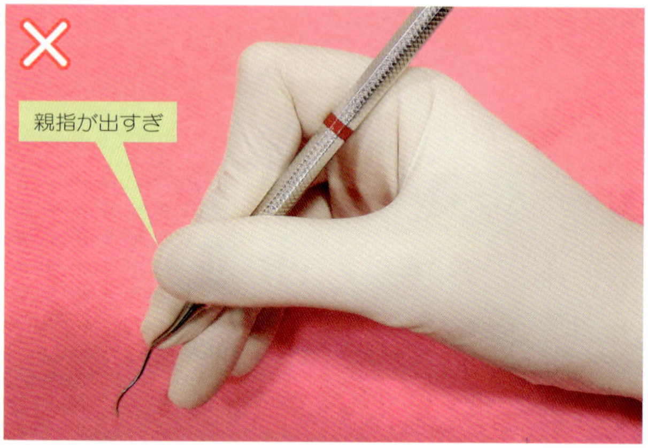

間違った持ち方で力を入れて操作するため、手指や手首をいためる可能性があります。自分の体を守る意味でも、正しくスケーラーを持つことは大切です。

超音波スケーラー、エアスケーラーの把持

超音波スケーラー：器具がぶれない程度に軽く持つ

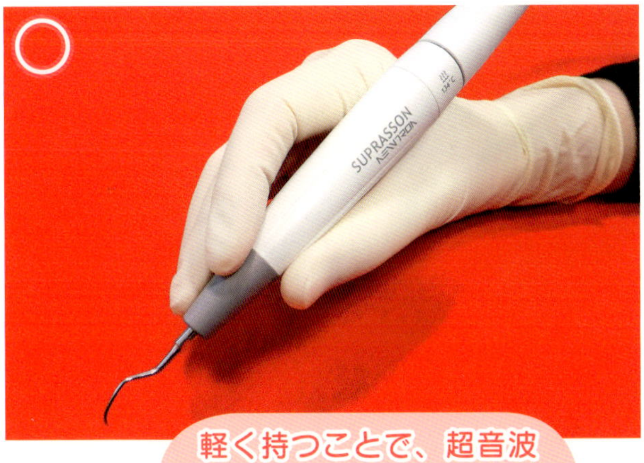

軽く持つことで、超音波の振動を止めないようにします。

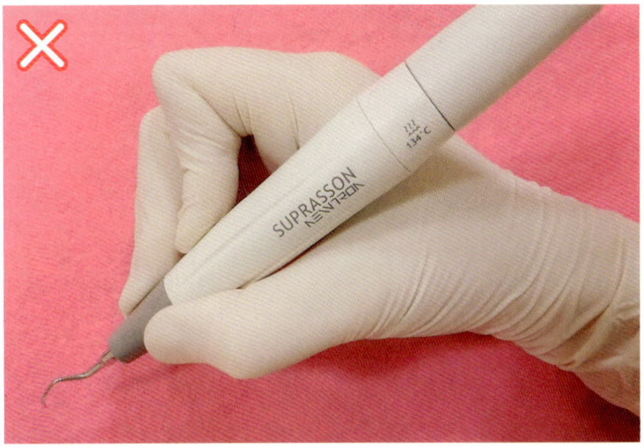

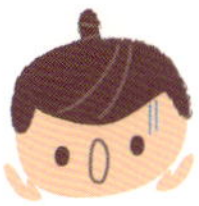

このような間違った持ち方をしていませんか？ ×

エアスケーラー：重いので、安定させるように工夫して持つ

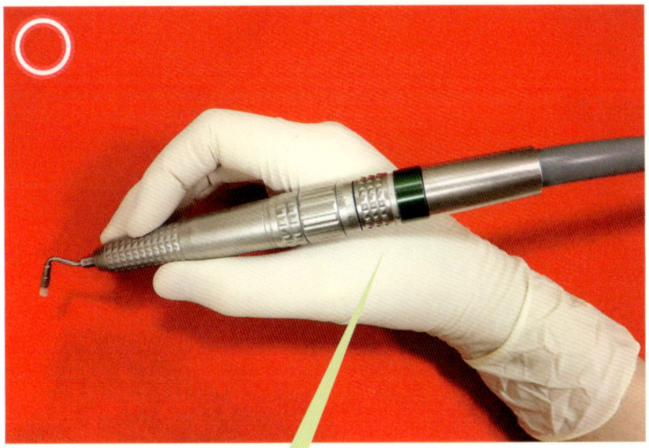

ハンドピースが重いため、この部分に落として持つと安定する

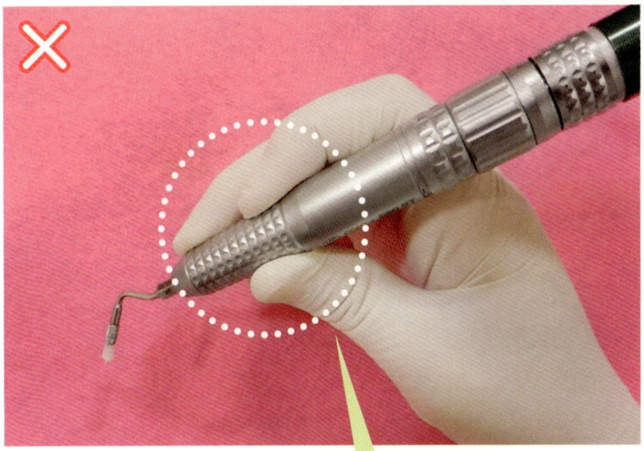

3本の指だけで支えていると、手が疲れやすく、器具が安定しない

適切なグローブで正しい持ち方を

緩すぎず、しめ付けすぎないグローブを選択する

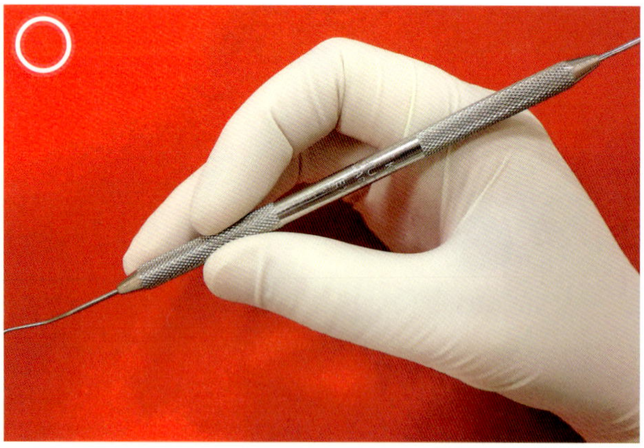

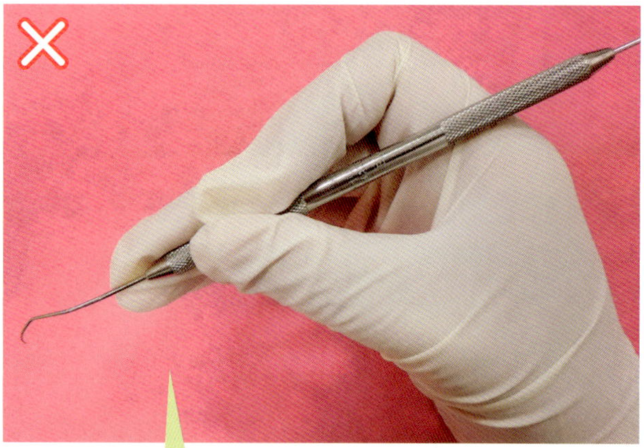

グローブが大きすぎる。
指先があまっている

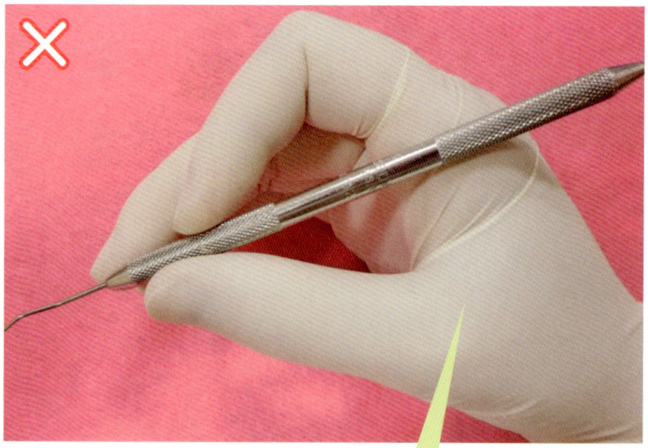

グローブが小さい。かなりしめ付けられているため、操作を困難にさせる

正しい持ち方をしていないと、手指や手首が疲れ、安全な器具操作ができません。グローブの選択も、疲れにつながる要因です。適切なものを選択しましょう。

改善点

5

適切な器具を選択しよう

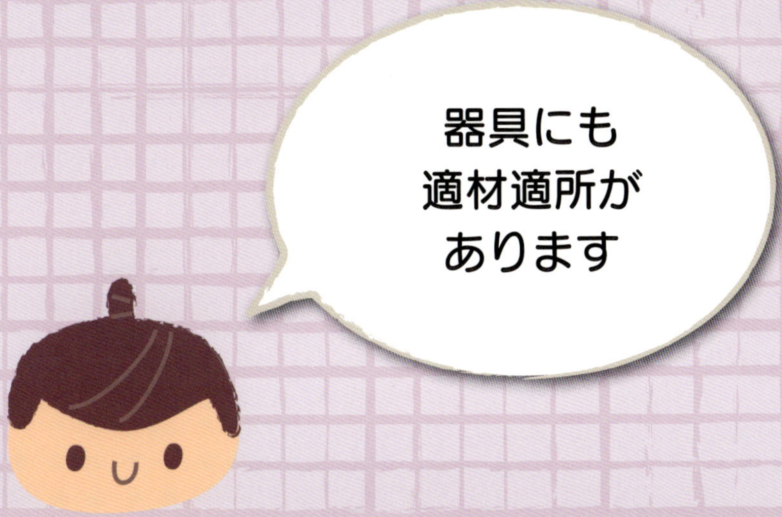
器具にも
適材適所が
あります

仲田 清乃

Oh! No!

適切な器具を選択しよう

誤った器具の選択をすると、こんな影響が?!

スケーラーにはさまざまな種類があります。それぞれの特徴や使用部位、歯肉の性状、ポケットの深さ、歯石の沈着部位などをよく理解して、術部に適合するスケーラーを選択します。

影響① 歯肉を傷つける

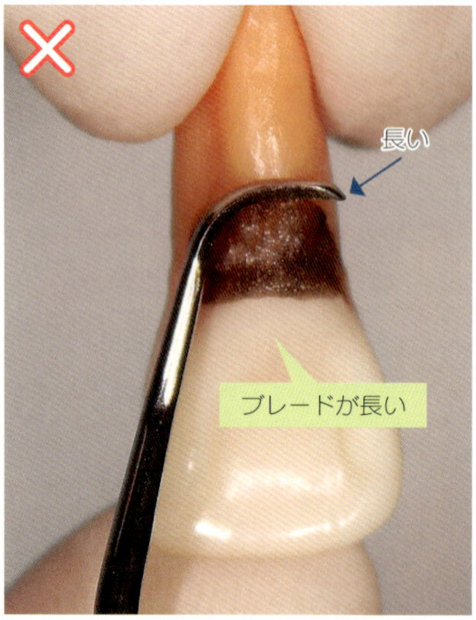

≠ ミスマッチ

・ブレードの長いスケーラーを挿入することによって歯肉を傷つけてしまう

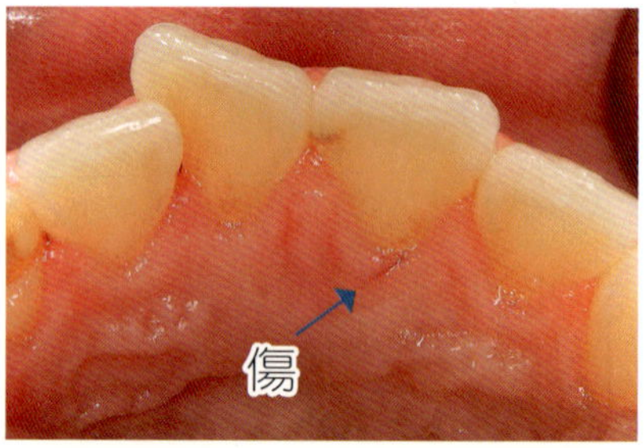

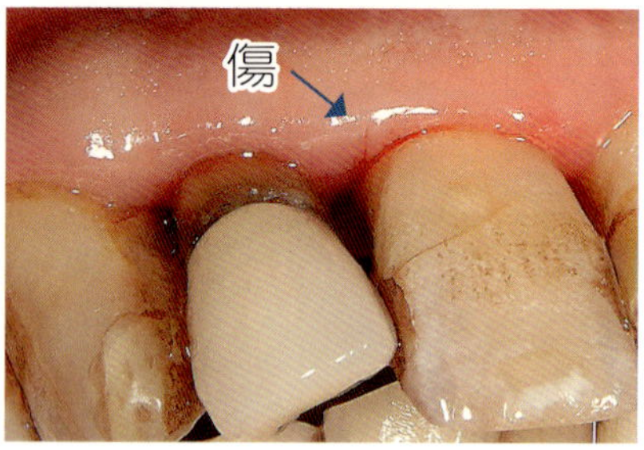

影響② 効率が悪い

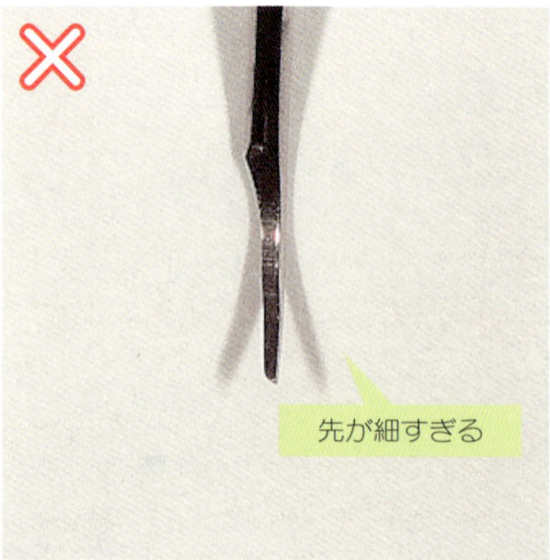

≠ ミスマッチ

・多量の歯石に対してブレードの幅の細いスケーラーを使うと歯石除去に時間がかかる
・歯石が硬い場合には、ブレードの先が折れてしまう可能性もある

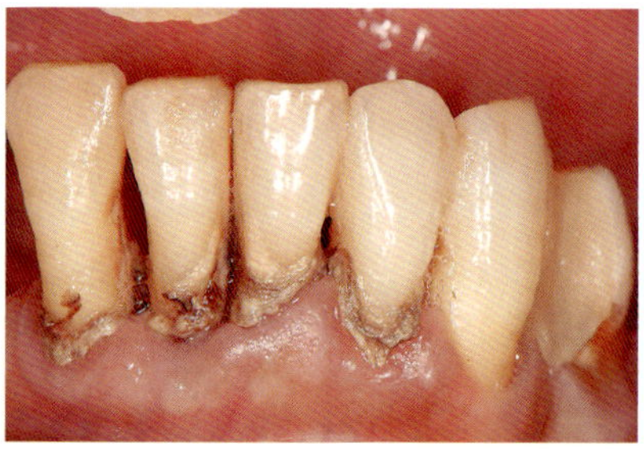

Good Job!

自分に合ったスケーラーを見つけよう！

スケーラー選択のPOINT

- ハンドルの種類やメーカーによって、手指へのフィット感は異なる
- スケーラーの重さやハンドルの太さなども確認し自分に合うものをみつける
- 術部の状態を把握してスケーラーの選択をする
- 自分に合ったスケーラーは、術中の疲労軽減につながる

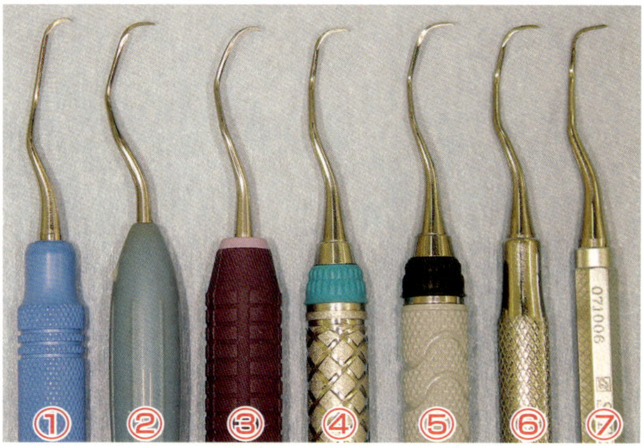

すべてグレーシーキュレット13/14

・写真は、左から　①アメリカンイーグル、②ＬＭインスツルメント（シリコン製）、
③ウルトラライトインスツルメント（シリコン製）、
④ Hu-Friedy（サテンスチール製）、
⑤ Hu-Friedy（レジン製）、⑥ Hu-Friedy（サテンスチール製丸柄）、
⑦ＹＤＭ（八角形鉛筆型）

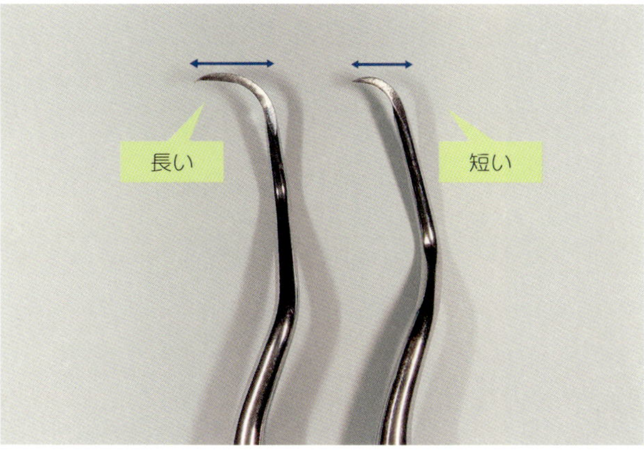

左：グレーシーキュレット レギュラータイプ13/14
右：グレーシーキュレット ミニファイブ13/14

・ブレードの長さが違うスケーラー

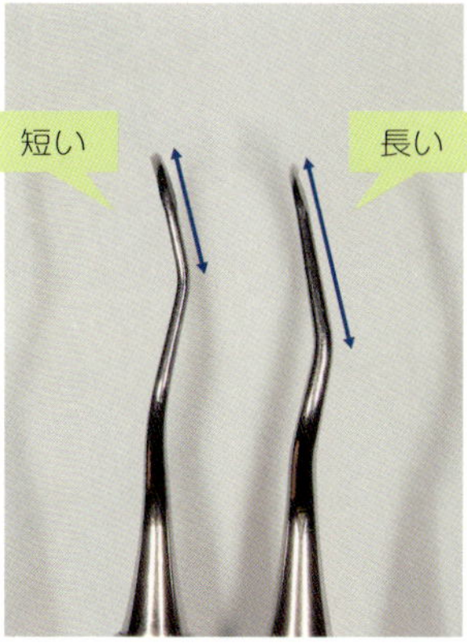

グレーシーキュレット
左：スタンダードタイプ11/12
右：アフターファイブ11/12

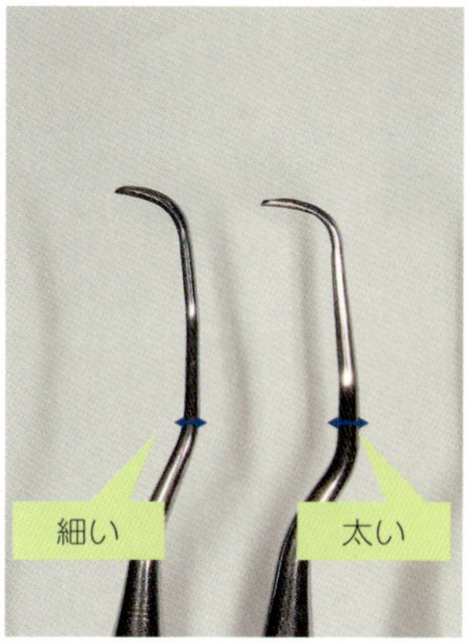

グレーシーキュレット
左：スタンダードタイプ13/14
右：リジットタイプ13/14

・シャンクの長さ、太さが違うスケーラー

Good Job!

こんなケースには、この器具を選択しよう！

多量の歯肉縁上歯石

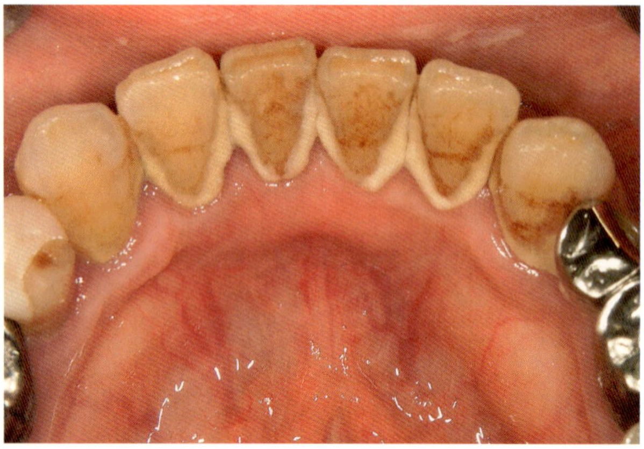

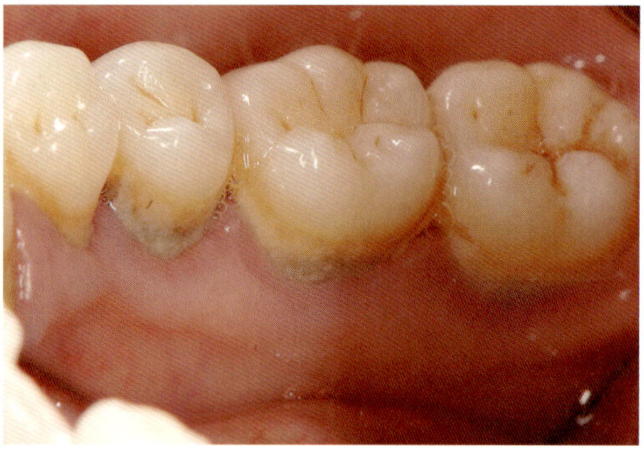

＝ マッチ

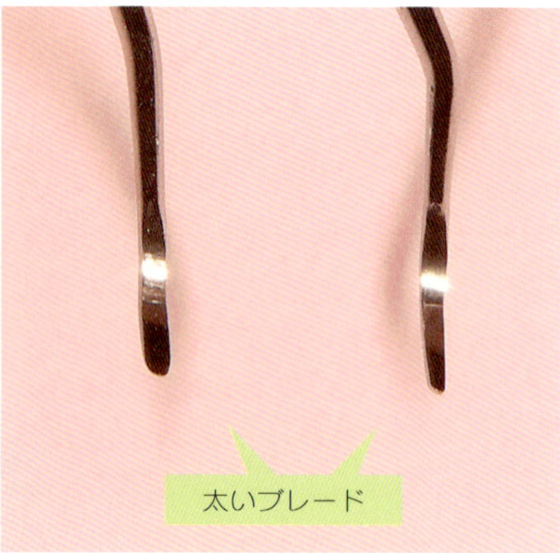

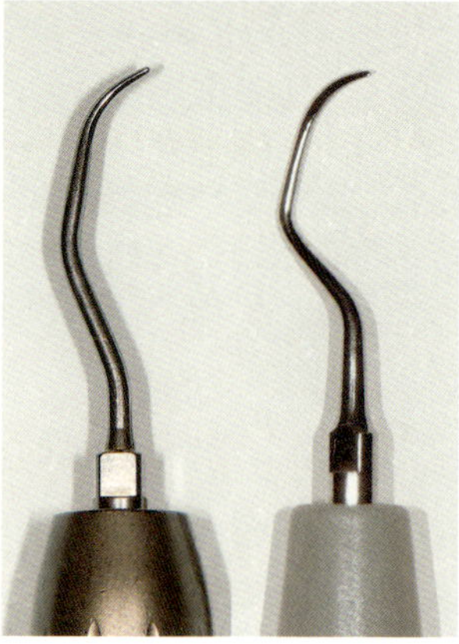

左：エアースケーラー・Ti-Max（ナカニシ）
チップ：S1
右：超音波スケーラー・P-MAX（白水貿易）
チップ：URM H3

・太いブレードを使用
・冷水痛やその他の問題がなければ、効率よく除去するために先にエアースケーラーや超音波スケーラーなどを使用しておくとよい

● 線維性の歯肉

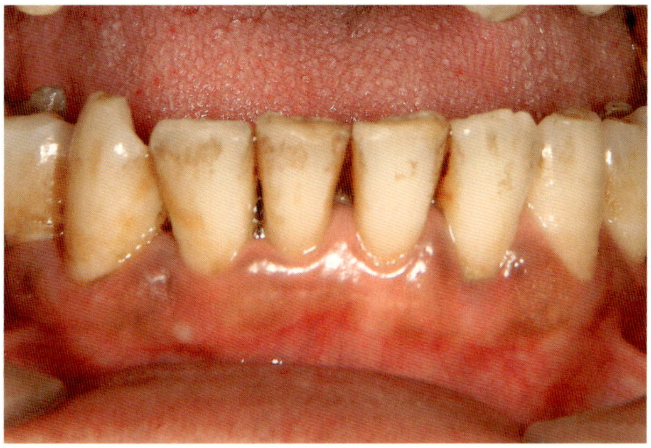

- 歯肉が線維性の場合では、ポケットの入り口幅を考えて器具を選択する

= マッチ

辺縁歯肉を傷つけないようブレードの幅が細いスケーラーを使用する

グレーシーキュレット
レギュラータイプ13/14

● 線維性で引き締まっている歯肉

- 歯石の沈着状態によって、歯肉縁上の歯石はエアースケーラーや超音波スケーラー、シックルスケーラーなどで除去し、歯肉縁下歯石にはグレーシーキュレットを使用すると能率的である

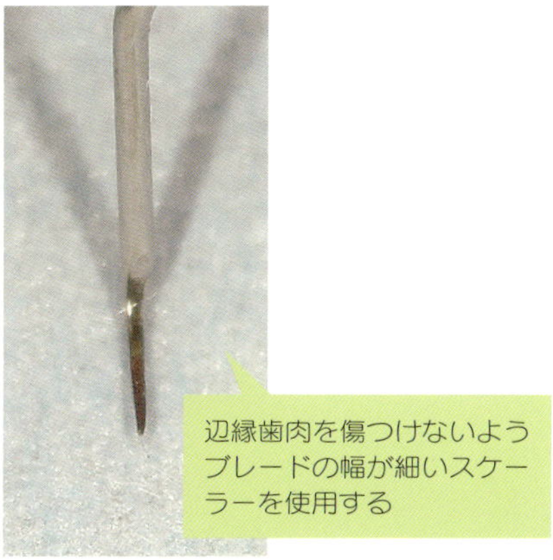

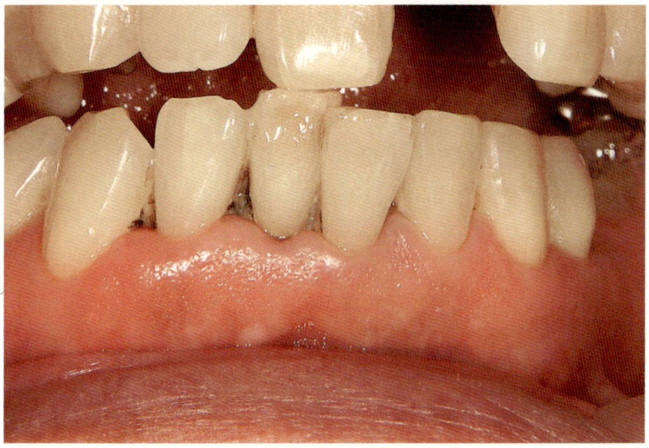

= マッチ

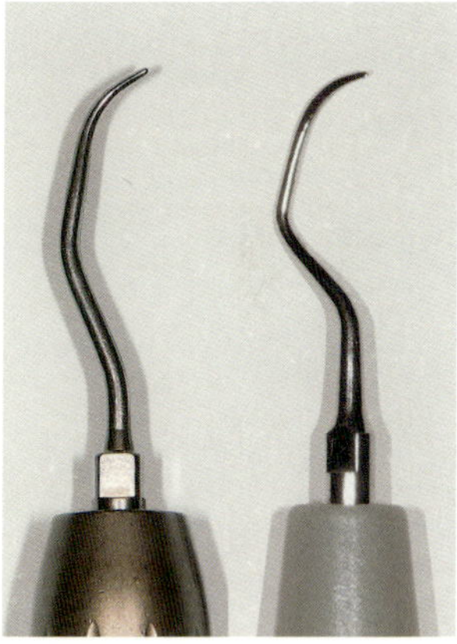

左：エアースケーラー・Ti-Max（NKナカニシ）
　　チップ：S1
右：超音波スケーラー・P-MAX（白水貿易）
　　チップ：URM H3

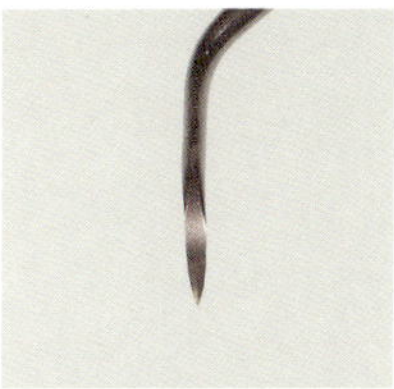

シックルスケーラー

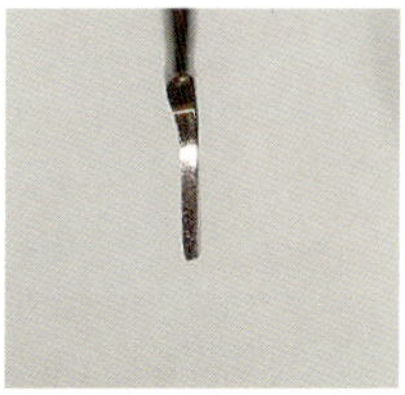

グレーシーキュレット
レギュラータイプ

浮腫性の歯肉

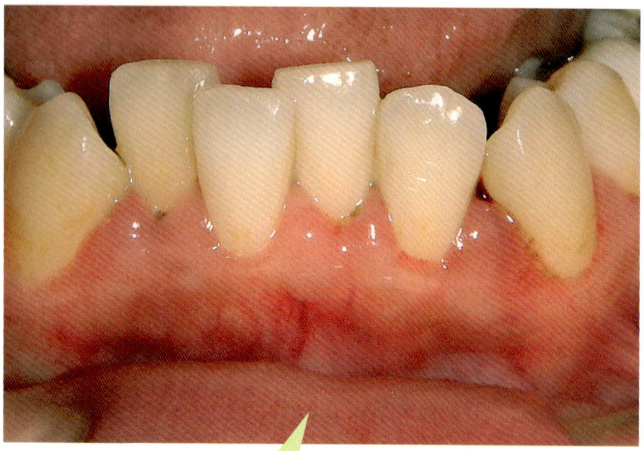

歯肉が肥厚していて、ポケットの入口が引き締まっていない場合は、スケーラーをポケット内に挿入しやすい

＝ マッチ

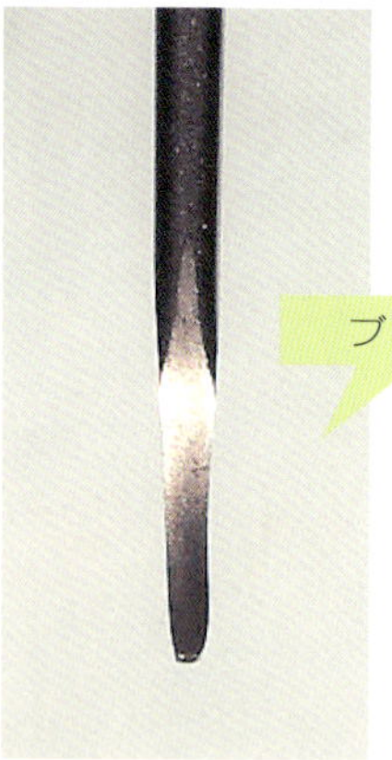

ブレードが少し太め

グレーシーキュレット
レギュラータイプ13/14

・浮腫性の歯肉の場合、血管の拡張が起こり、簡単に毛細血管が破壊され出血しやすい状態になっている。やみくもにスケーラーを挿入すると歯肉を容易に傷つけ、出血させてしまう可能性があるため、スケーラーの挿入の仕方やブレードの幅などを考えて選択する

薄い歯肉

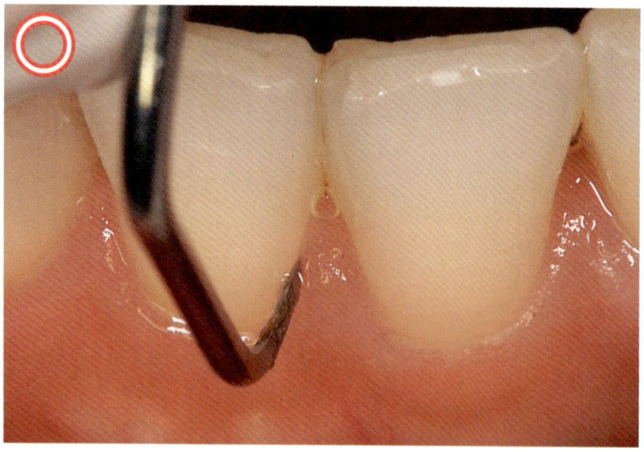

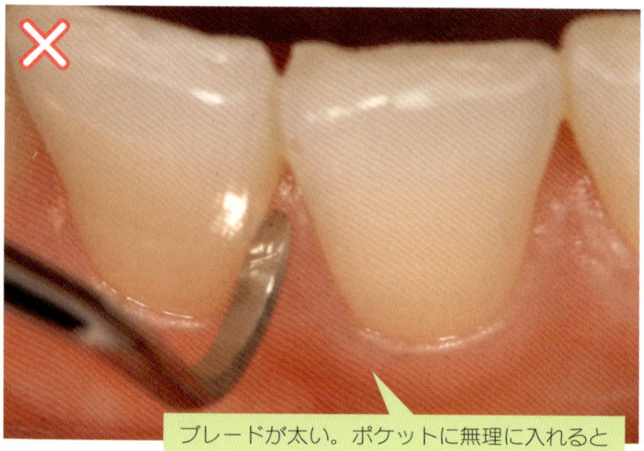

ブレードが太い。ポケットに無理に入れると歯肉を傷つける

・ブレードの幅を細くしたものを使用する

幅が狭く深いポケット

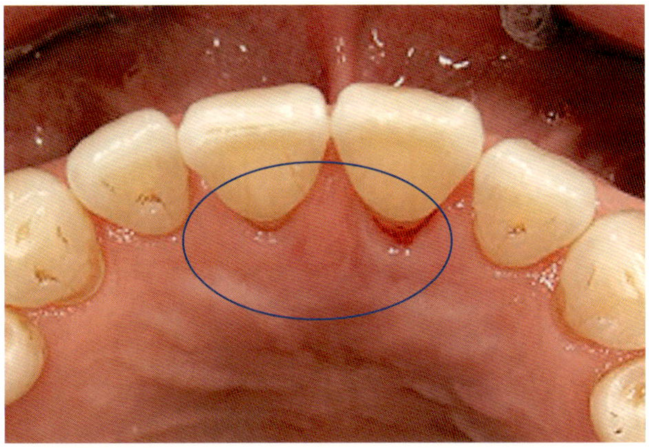

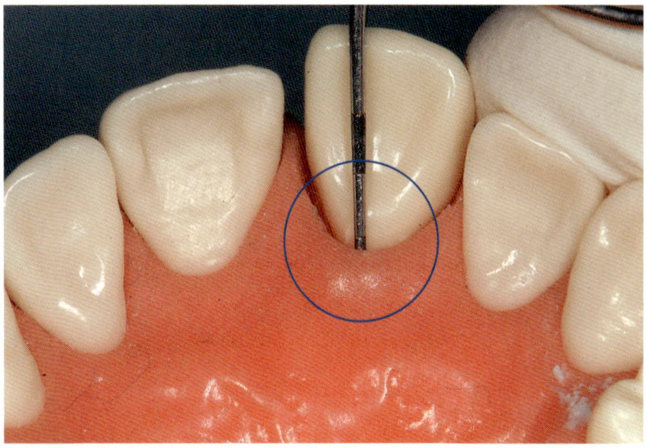

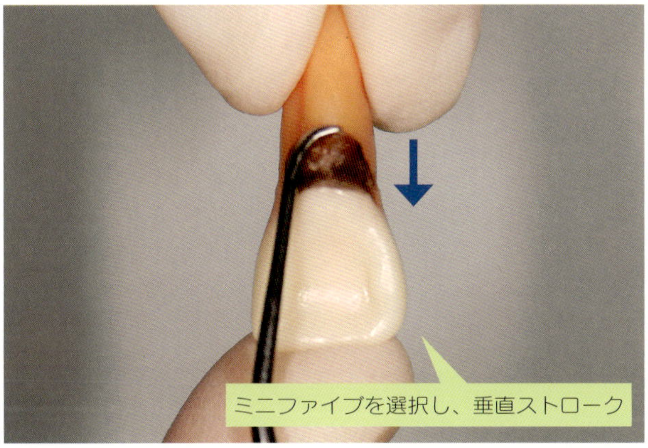

グレーシーキュレット ミニファイブ11/12

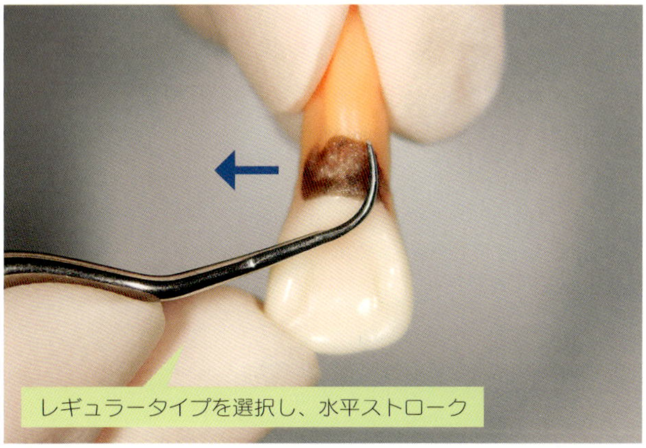

グレーシーキュレット レギュラータイプ11/12

・ポケットの幅が狭い場合は、ミニタイプのスケーラーを選択する
・水平ストロークでレギュラータイプのスケーラーを併用することで、ポケット底部の歯石へアプローチしやすくなる

開口量が小さい場合

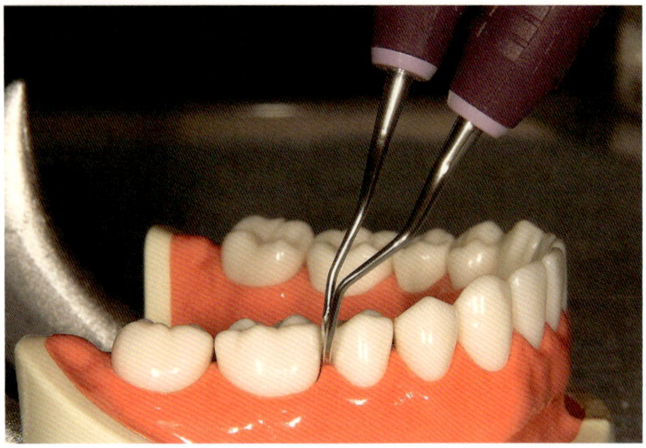

グレーシーキュレット レギュラータイプ
左：11/12、右：15/16

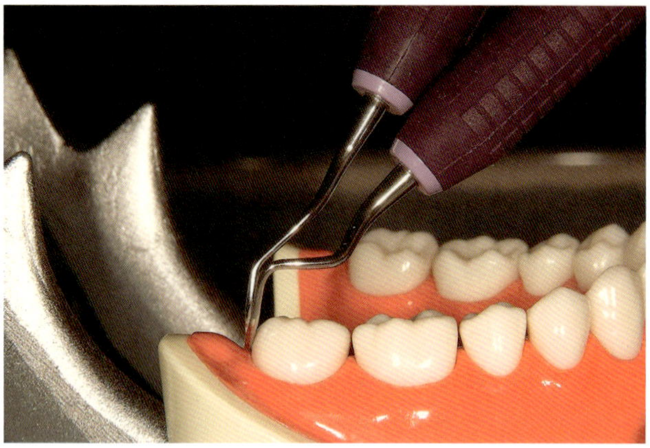

グレーシーキュレット レギュラータイプ
左：13/14、右：17/18

- 臼歯部において術歯の近くに固定点がとれない場合、シャンクの屈曲の程度が強いスケーラーを選択すると固定点が少し離れても安定した器具操作が可能。近心面には11/12と15/16を、遠心面には13/14と17/18を併用する
- 開口量が小さい、歯冠の豊隆が強いなどの場合にも利用できる

改善点

6

歯・補綴物・歯肉・歯根に傷をつけない配慮をしよう

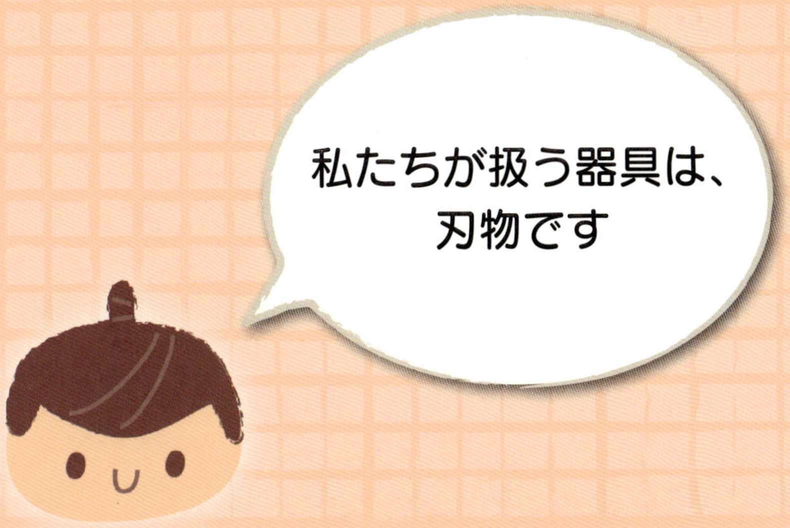
私たちが扱う器具は、
刃物です

西端 三貴子／小谷 康子

Oh! No!

歯・補綴物・歯肉・歯根に傷をつけない配慮をしよう

配慮しないと、こんな影響が?!

影響① 歯肉を傷つけてしまう

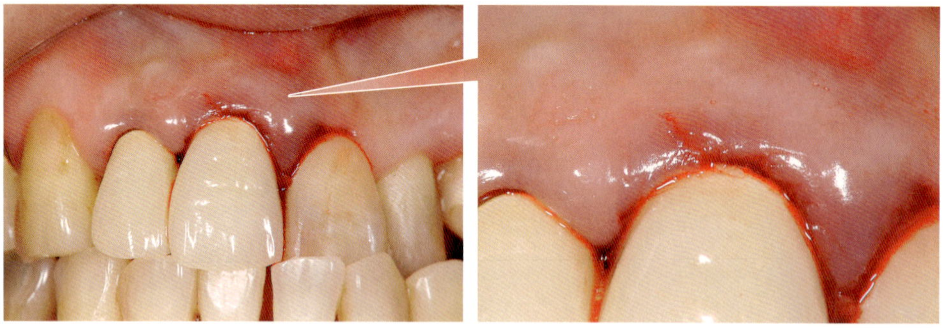

歯肉の傷は、キュレット操作によるものと思われる

影響② 歯肉退縮を進行させてしまう

（写真提供：小松原夕香氏）

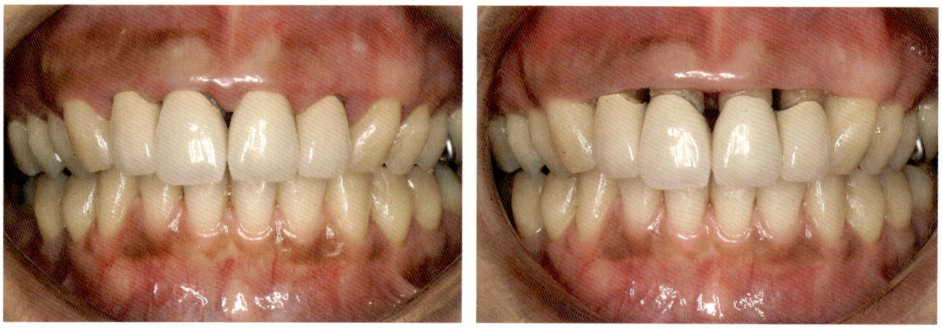

歯肉の性状を考慮せずにSRPをしたために、歯肉退縮を進行させてしまった

影響③ 知覚過敏を起こしてしまう

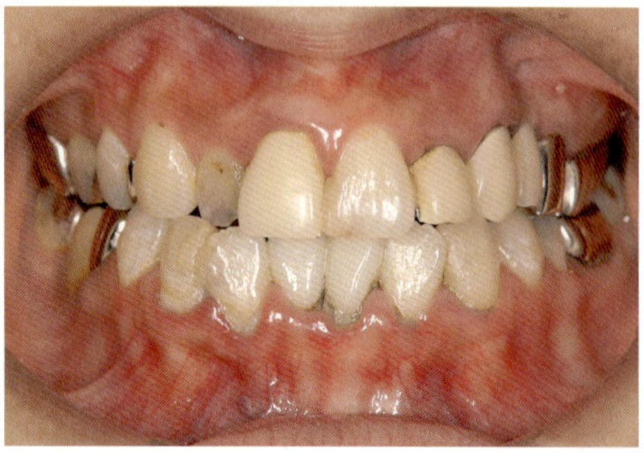

処置前

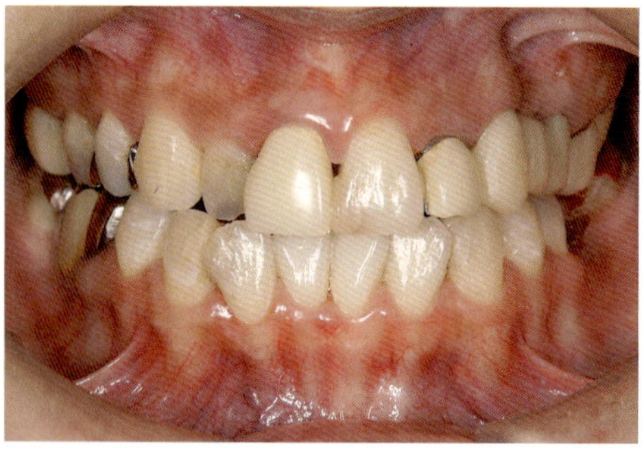

処置後、患者さんから下顎前歯部に知覚過敏の訴えがあった

影響④ 歯根に傷や実質欠損を起こしてしまう

（写真提供：大住祐子氏）

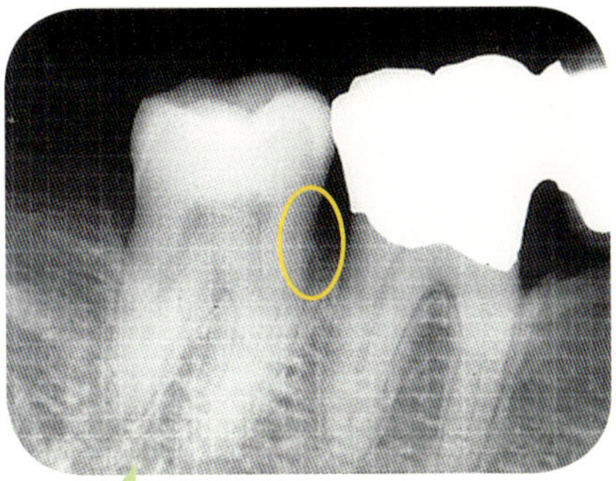

7|SRP 前。近心に歯石がついている

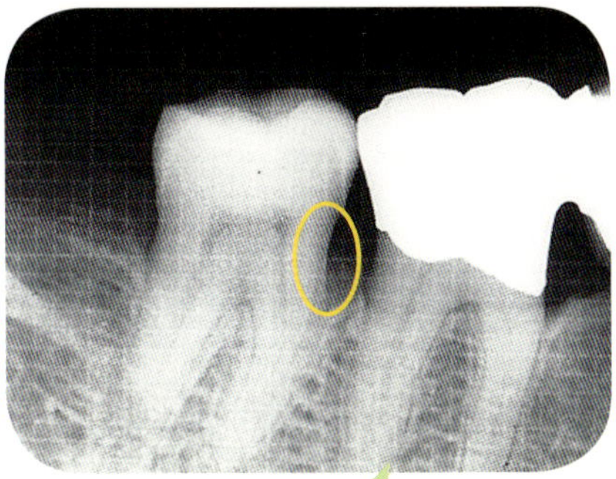

強い側方圧での器具操作により根面がえぐれている

影響⑤ 補綴物に傷をつけてしまう

（右写真提供：貴島佐和子氏）

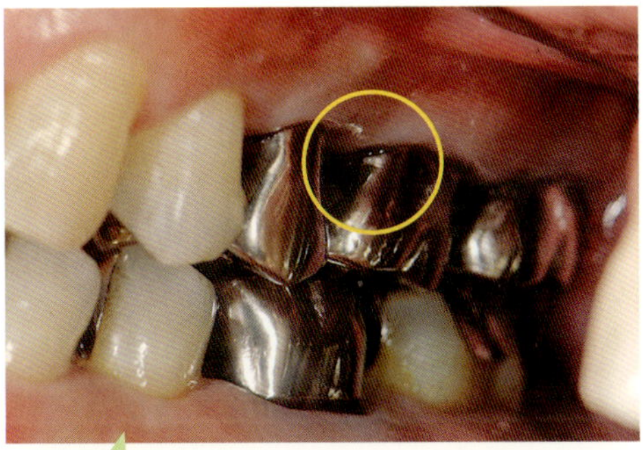

キュレット操作により、補綴物を傷つけてしまった

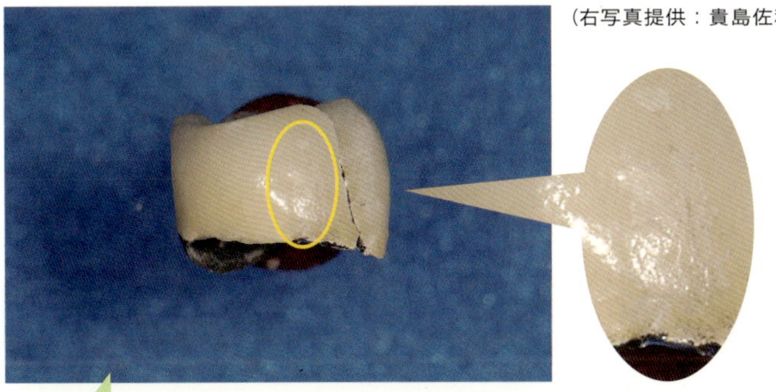

除去したメタルボンドクラウン。器具操作によってポーセレンに傷が入っているのがわかる

状態や状況に適したSRPをしよう！

口腔内には多様な条件、状態が混在しています。そのため正しく安全に器具を操作するには、さまざまな情報を得て、器具を選択して、どのようにストロークをしたらいいのかなどを考えます。

器具操作に影響を与える基本の情報を把握しておこう！

- 問診
- 歯肉（形、色、質）
- エックス線写真（う蝕、骨形態、補綴物、根の形態）
- プラークコントロールの状態
- 補綴物（有無、適合状態、形態）
- 歯の形態、位置
- プロービングからの情報（ポケットの存在、部位、深さ、形態、出血の有無、縁下歯石の存在）

など

歯肉の性状や形態をよく把握して操作しよう

退縮があり、薄い歯肉

配慮しないと…… 歯肉の裂傷、歯肉退縮の進行、知覚過敏の発症などを招く

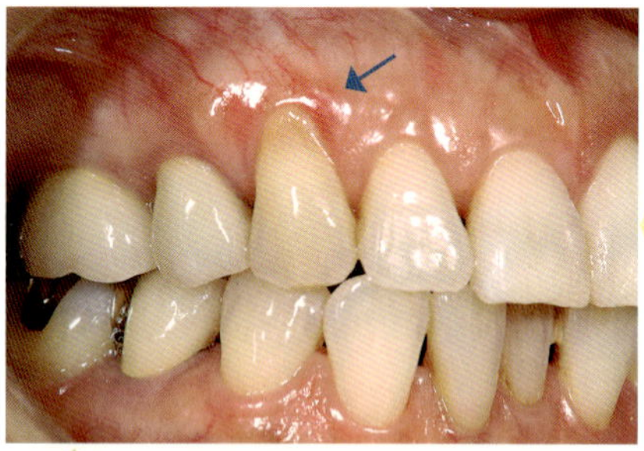

辺縁歯肉に炎症を起こしており、プラークの付着と微量の歯石沈着が認められる

使用ツール

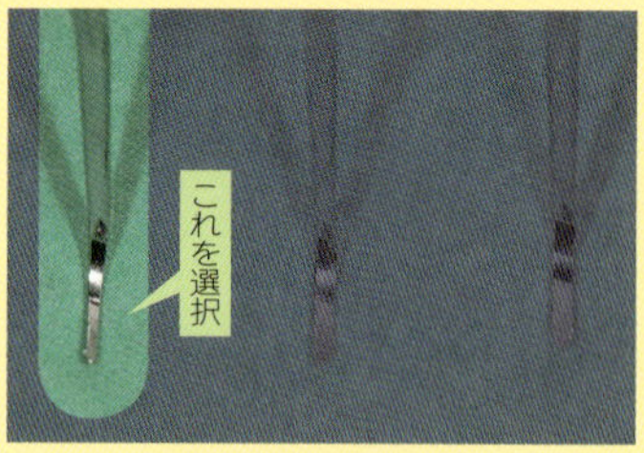

細いブレード（左）、やや細いブレード（中）、新品（右）

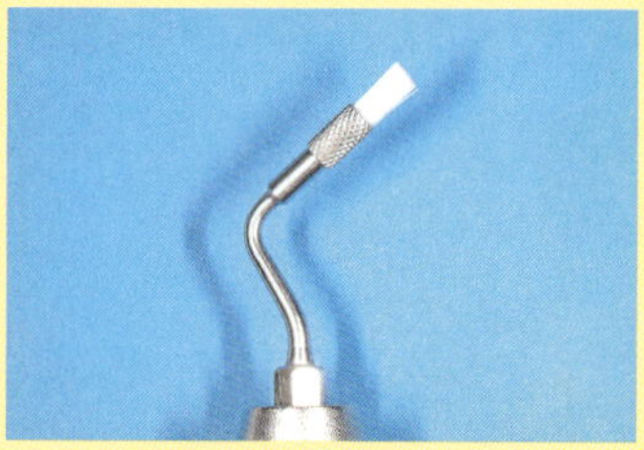

ソニックブラシ（カボデンタルシステムズジャパン㈱）。ゴシゴシこすらないよう注意が必要

- ・プラークを除去して、根面を確認する
- ・プラークの除去にはソニックタイプブラシが使用可能
- ・細いブレードのキュレットで歯石を除去する。超音波スケーラーやエアースケーラーを使用する場合は、歯肉に傷をつけないよう慎重に

薄い歯肉

配慮しないと…… 歯間乳頭や辺縁歯肉の損傷、歯肉退縮や知覚過敏の発症などを招く

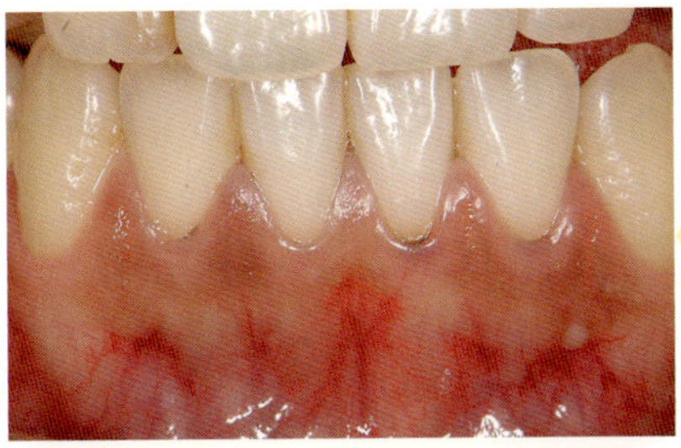

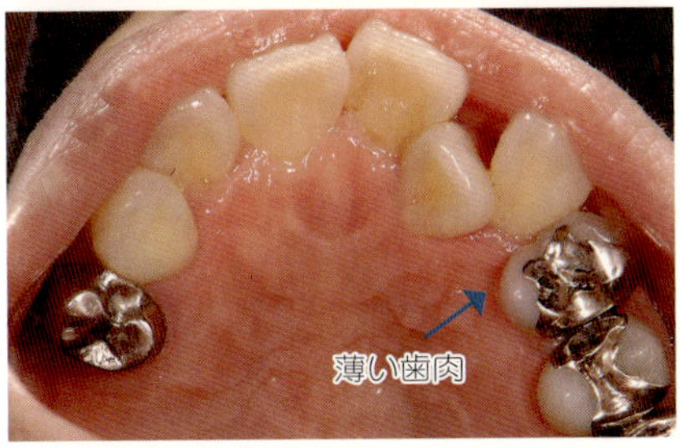

使用ツール

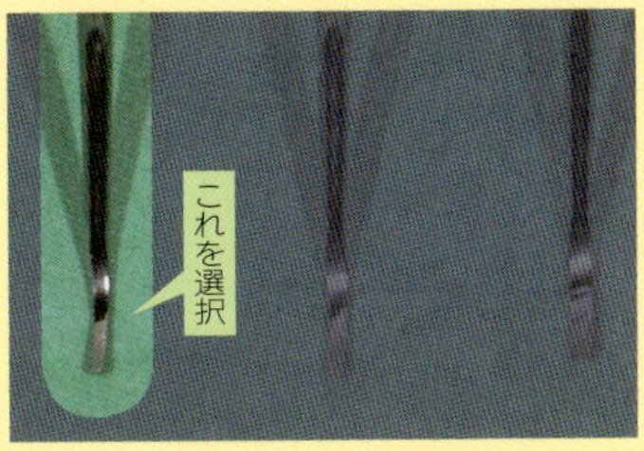

細いブレード(左)、やや細いブレード(中)、新品(右)

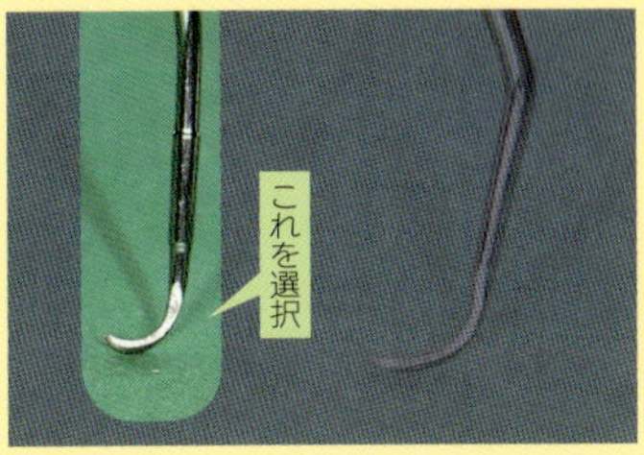

ミニタイプ(左)、オリジナル(右)

- 細いブレードやミニタイプのキュレットを使用する
- ブレードの先端を、歯面に沿わせて慎重に操作する
- 小さなストロークで、操作回数や側方圧は必要最小限にする

退縮している歯肉

配慮しないと…… 歯肉の損傷、歯肉退縮の進行、知覚過敏の発症、根面の実質欠損などを招く

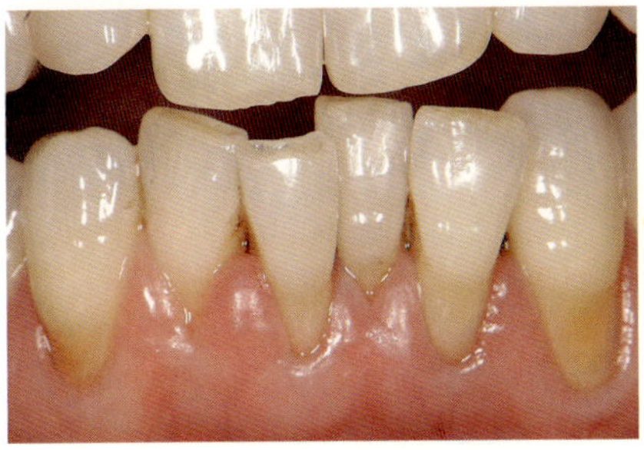

使用ツール

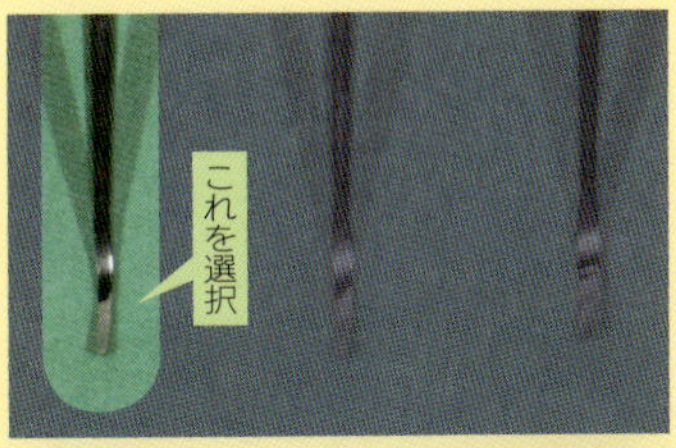

細いブレード(左)、やや細いブレード(中)、新品(右)

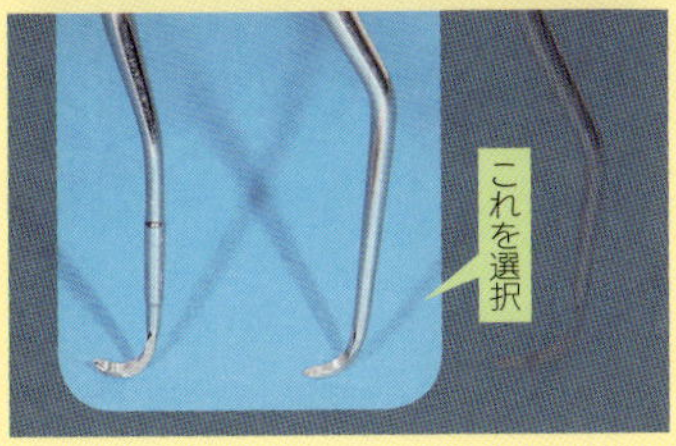

ミニタイプ(左、中)、オリジナル(右)

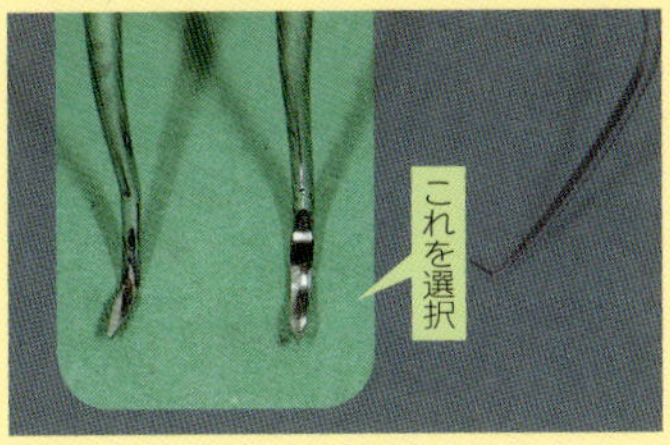

シックルスケーラー

- 超音波スケーラーやエアースラーは使わず、細いブレードやミニタイプのキュレットを使用する
- 根面の状態を見極め、過剰なストロークを避ける
- 部位や歯石の沈着状況により、水平ストローク、垂直ストロークを使い分けたりシックルスケーラーを併用する

●線維性の歯肉

配慮しないと……　歯肉の損傷（裂傷・剥離）などを招く

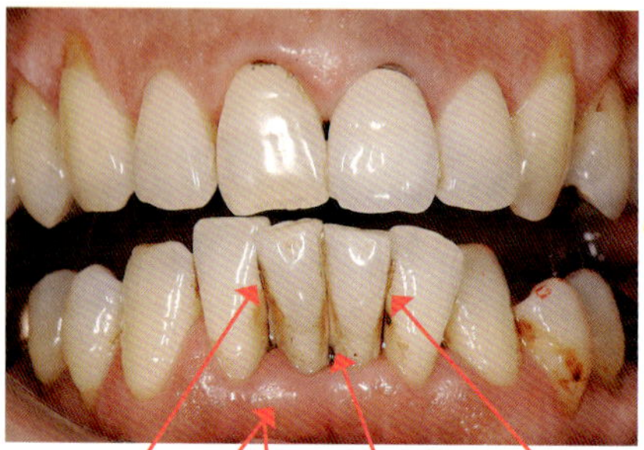

5 歯石が多量に付着している歯面

1 3 前歯の歯肉縁下

2 前歯の根尖側寄りの歯面、根面

4 前歯の切端側寄りの歯面

使用ツール

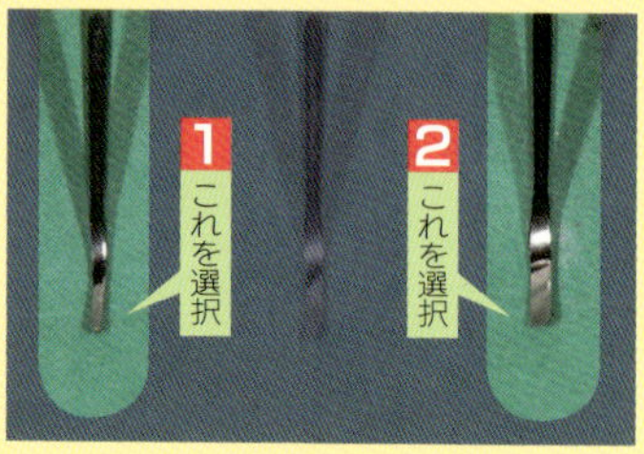

細いブレード（左）、やや細いブレード（中）、太め（右）

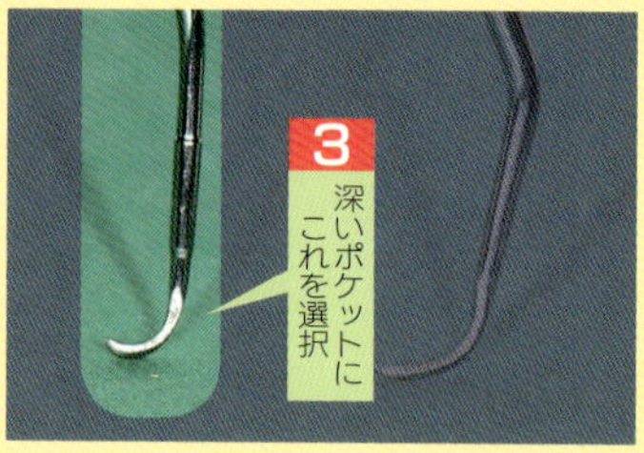

ミニタイプ（左）、オリジナル（右）

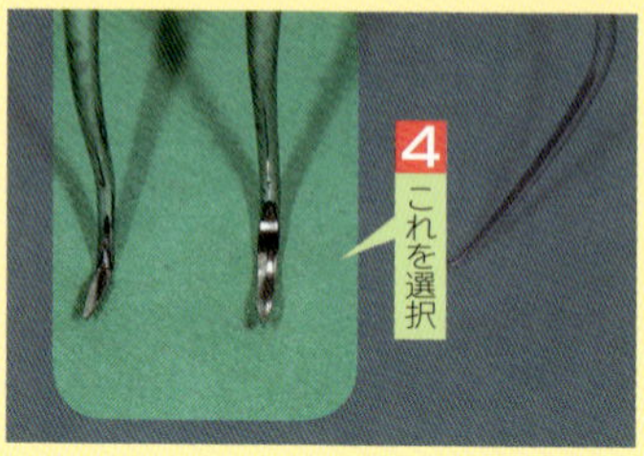

シックルスケーラー

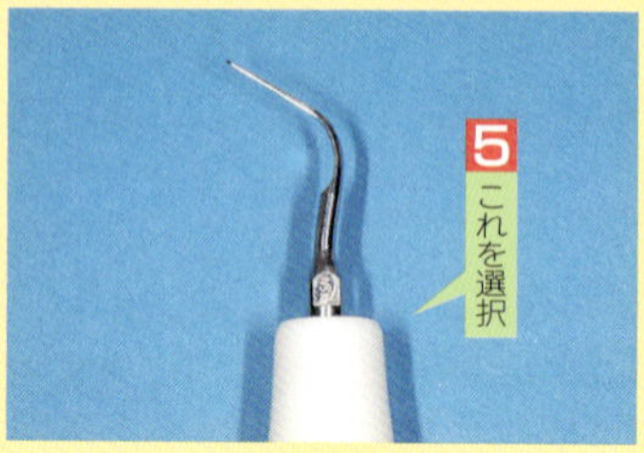

超音波スケーラー（㈱ナカニシ）

- エアースケーラー、超音波スケーラー、ブレード幅の異なるキュレット、シックルスケーラーなどをスペースに合わせて使い分ける
- 垂直ストロークや水平ストロークを応用する
- 歯肉を傷つけないようにストロークは小さく、慎重に操作する
- 歯肉が硬いとスケーラーを挿入しにくいが、無理に押し込まない

●ストローク時の注意

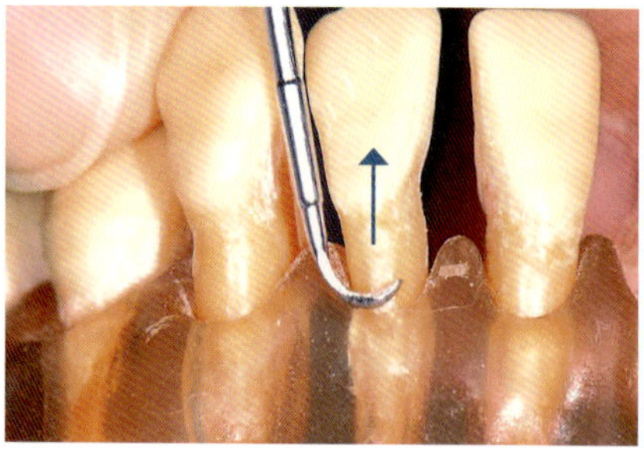

垂直ストローク：ブレードのカーブを、歯肉の辺縁に傷をつけないよう根面に沿わせる

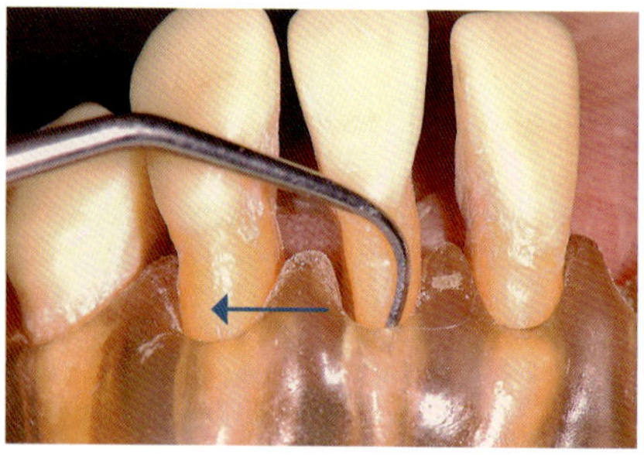

水平ストローク：長めのブレードのキュレットを用いる

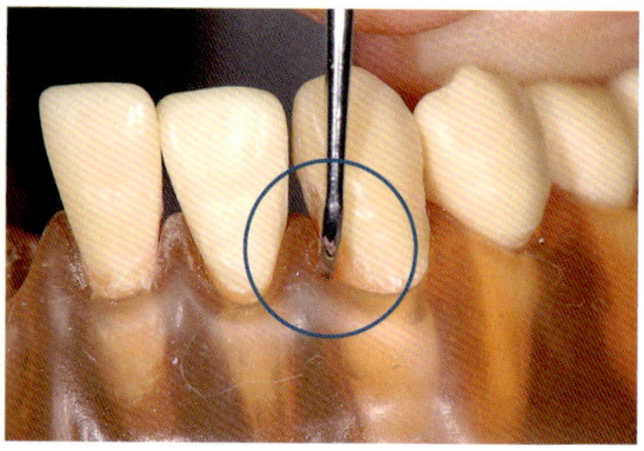

歯肉を押し広げない

浮腫性で炎症をともなう歯肉

配慮しないと…… 辺縁歯肉を損傷(ちぎれ、挫滅)、歯肉退縮の進行、知覚過敏の発症などを招く

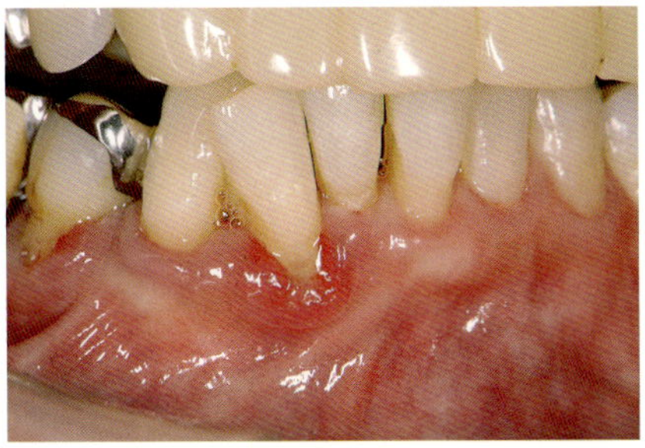

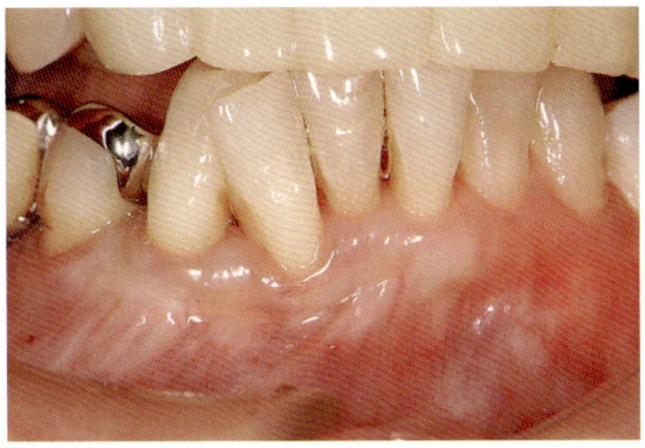

ブラッシングで発赤・腫脹が軽減した

・すぐにSRPをせず(退縮を危惧)、ブラッシングで炎症が軽減してからSRPを行う

根面に対しては必要最小限の器具操作を

配慮しないと…… 根面を削ってしまったり、歯槽骨の減退を招く

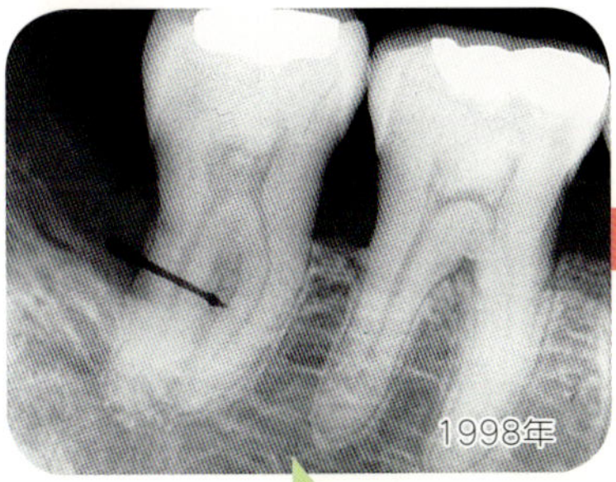

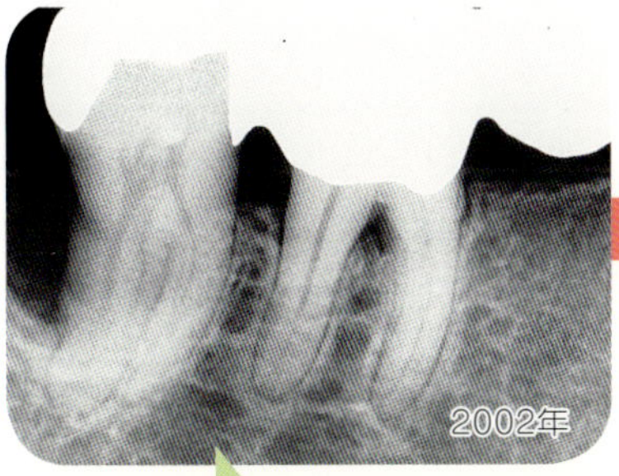

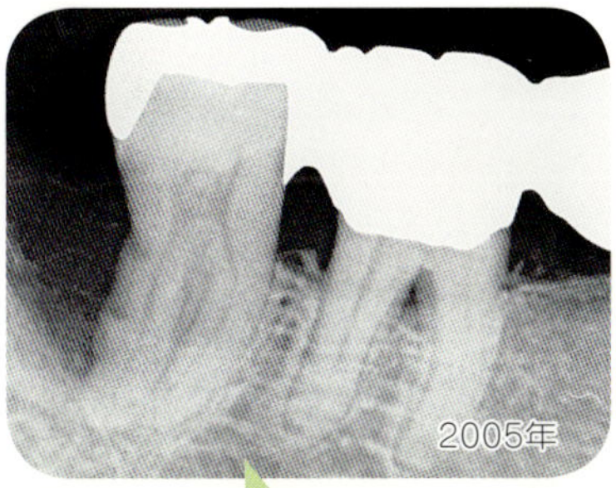

※7|に見える黒い線は資料にインクがついたもの

7|遠心側に限局的な深いポケットがみられた。そこに何度もアプローチをくり返してきた結果、経年的に根面の実質欠損と歯槽骨の減退を招いてしまった

・1回のストロークを慎重に行う
・そこが本当にアプローチすべき場所か前もって判断する
・必要のない場所に器具操作はしない

解剖学的な形態に留意して操作しよう

● 上顎第一小臼歯隣接面

配慮しないと…… 根面に傷をつける

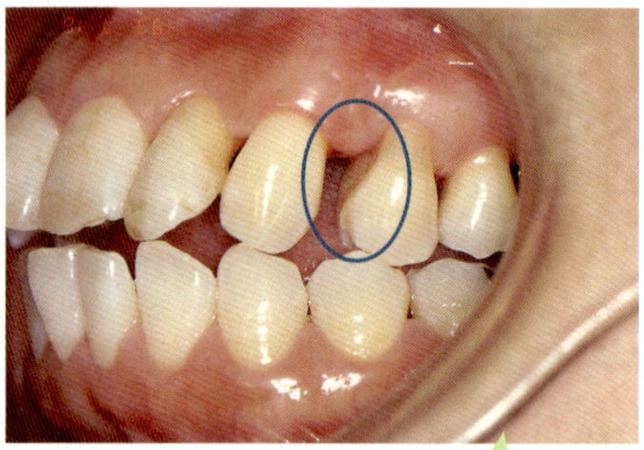

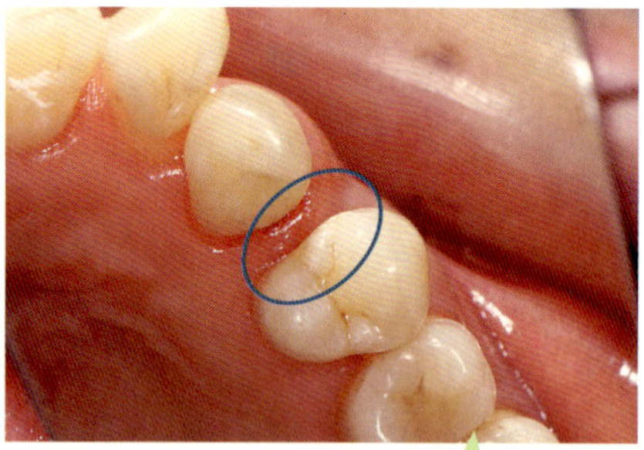

上顎第一小臼歯の近心面（○部分）

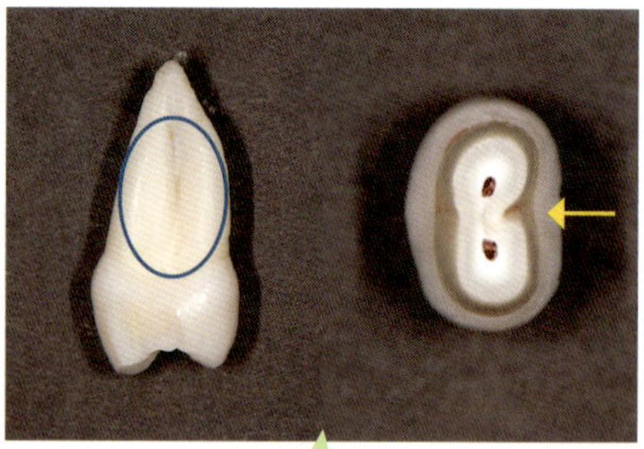

上顎右側第一小臼歯の近心隣接面溝

・根面に余分な傷をつけないよう、歯根形態を把握して器具操作する
・上顎第一小臼歯は近心の根面溝に注意が必要。時に２根を有し、根分岐部病変が存在することもある

補綴物に傷をつけない配慮をしよう

● 補綴物舌側面に歯石沈着しているケース

配慮しないと…… 補綴物に傷をつける

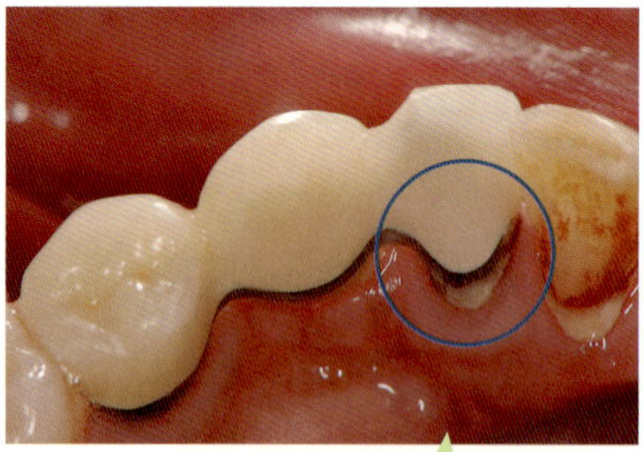

処置前

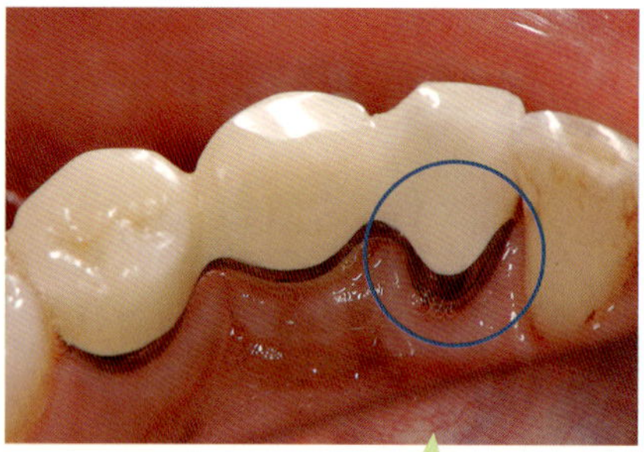

処置直後

使用ツール

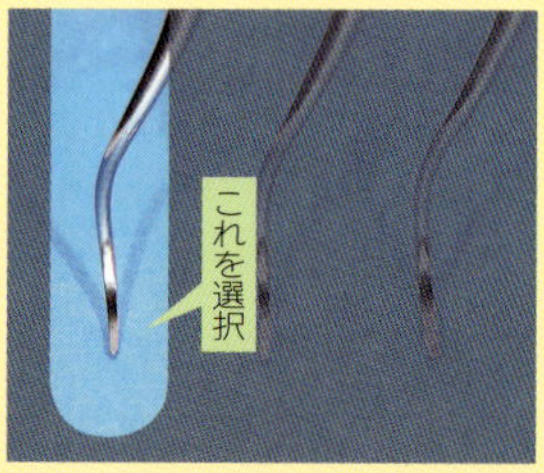

細いブレードのユニバーサルキュレットを使用

・本ケースではエアースケーラーを使用し、ブレードの先を補綴物に当てないように意識して使用
・線状のひっかき傷を付けないようにした
・グレーシータイプまたはユニバーサルタイプの細いブレードを併用

補綴物装着歯の歯肉縁下への器具操作

配慮しないと…… 根面をえぐってしまったり、補綴物に傷をつけたりする

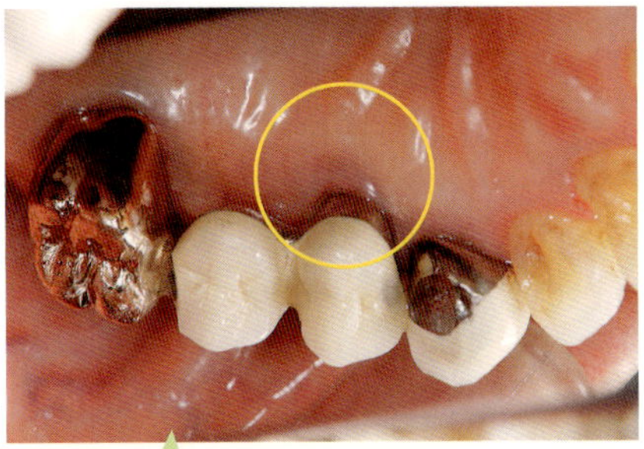

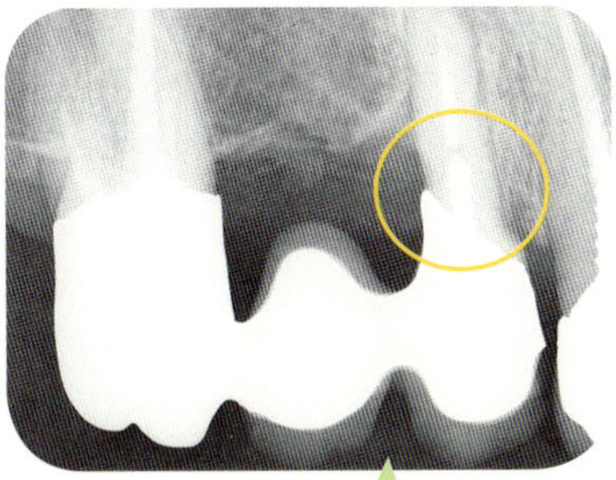

補綴物辺縁に傷は入っていないが、長年のメインテナンスでの器具操作により根面がえぐれている

使用ツール

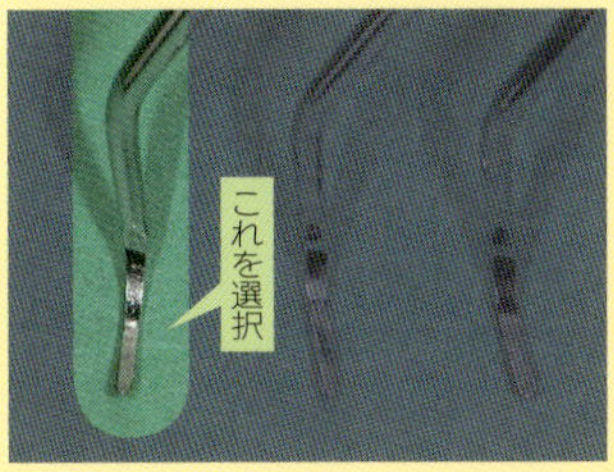

細いブレード(左)、やや細いブレード(中)、新品(右)

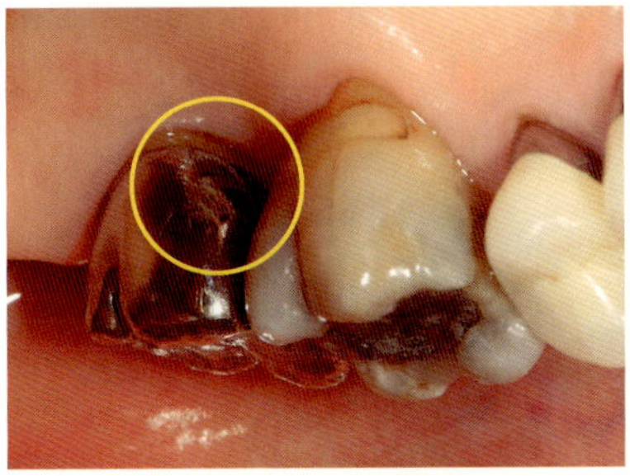

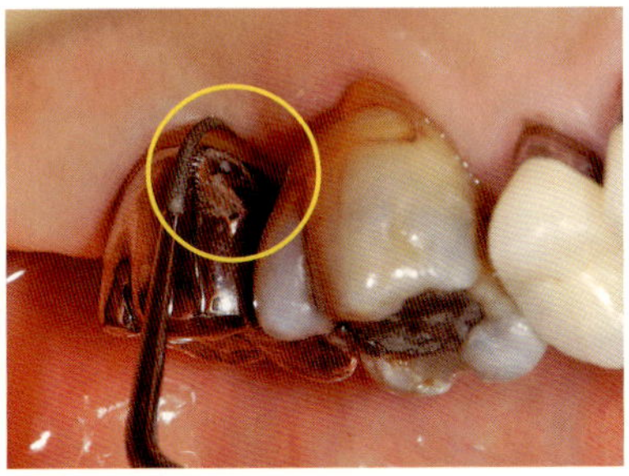

(写真提供：貴島佐和子氏)

ダイヤモンドつきチップを装着した超音波スケーラーを縁下で操作する際、補綴物にチップが接触していることに気づかないでいると、傷がついてしまう

- 根面の探知を厳密に行う
- 細いブレードを使用し側方圧のかけすぎに注意して小さいストロークで行う。過剰なストロークはしない
- 補綴物辺縁に傷をつけないよう、ブレードの先を根面に沿わせ、垂直ストロークで行う
- 臼歯部の水平ストロークは、口蓋側からアクセスし頬側方向から口蓋側に向かって行う
- エアースケーラーの使用時は細心の注意を払う
- 補綴物にブレードをひっかけない　など

過度の歯面研磨を避けよう

配慮しないと…… 歯や補綴物に傷をつける

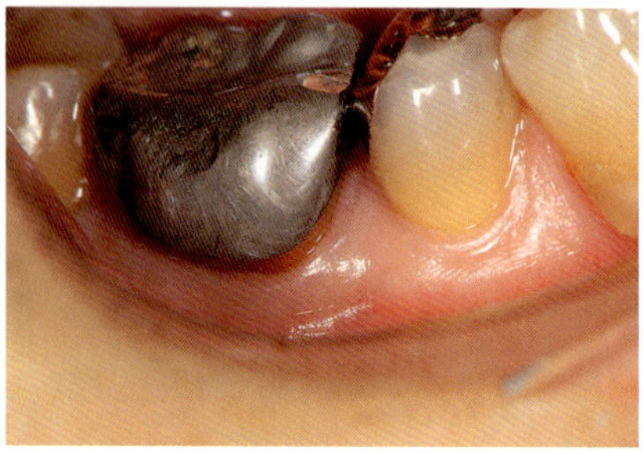

（写真提供：貴島佐和子氏）

歯面研磨によってメタルクラウンのつやがなくなっている

- 歯面研磨が必要な部位に選択的に行う
- 同じ部位に長時間器具操作をしない
- 研磨剤の粗さを把握して使用する
- 研磨剤を含有していないペーストも目的に応じて使い分ける

改善点
7

器具の管理をきちんとしよう

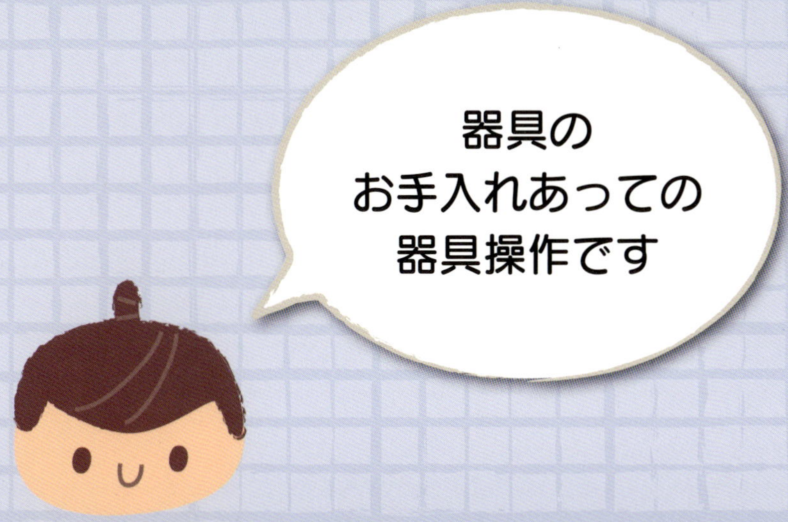
器具の
お手入れあっての
器具操作です

上村 佳子

器具の管理をきちんとしよう

管理されていない器具を使用すると、こんな影響が?!

影響① 正確なプロービング診査ができない！

こんなプローブでは……

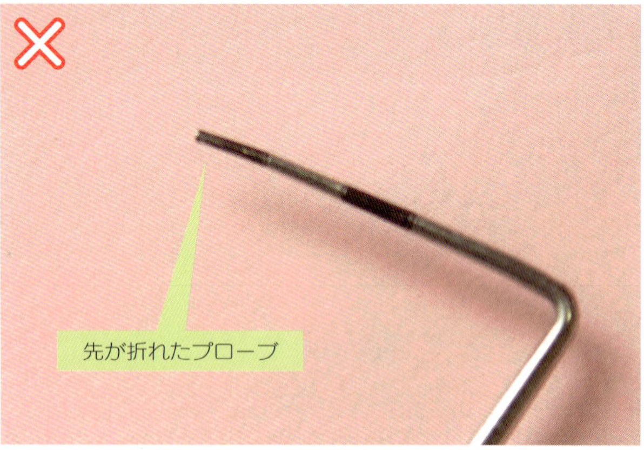

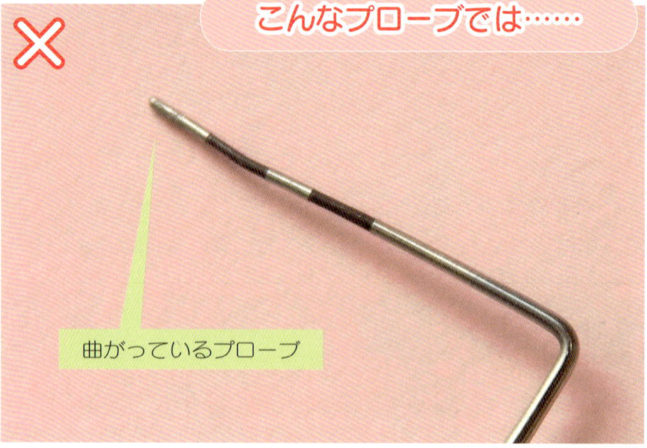

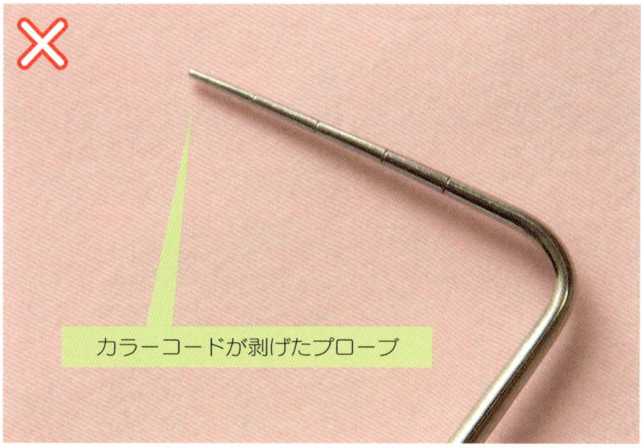

その結果

- 正しい数値が測定できない
- 歯肉を傷つけ、痛みを与えてしまう
- カラーコードが剥げたものは数値を読み取ることが困難で、時間がかかり、測定ミスを起こしやすい

影響② 探知が難しい&歯肉を傷つける

こんなエキスプローラーでは……

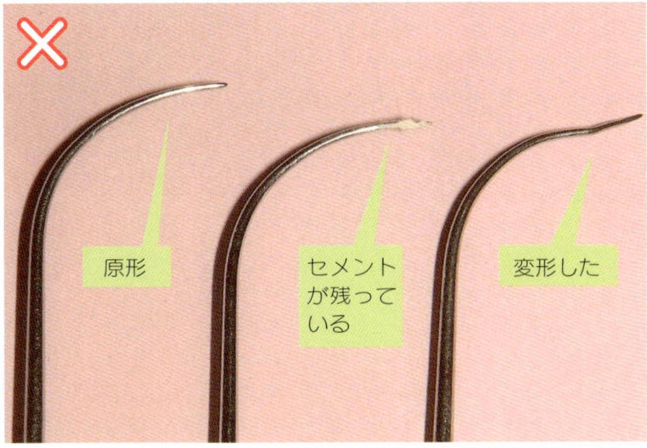
原形
セメントが残っている
変形した

3A(Hu-friedy)

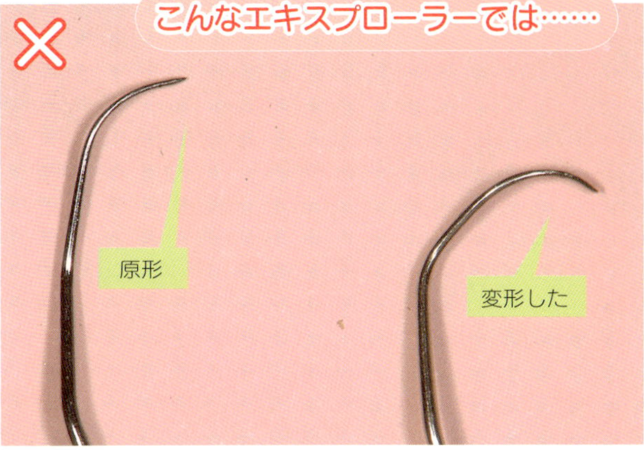
原形
変形した

11/12(Hu-friedy)

その結果

・歯肉を傷つけ、根面に添わせて使用することが困難
・敏感に指先に伝えるには、汚れや変形があってはならない
・汚れが残ったものは感染予防の点で問題がある

影響③ 施術部が見えない

ミラーがかわいそう……

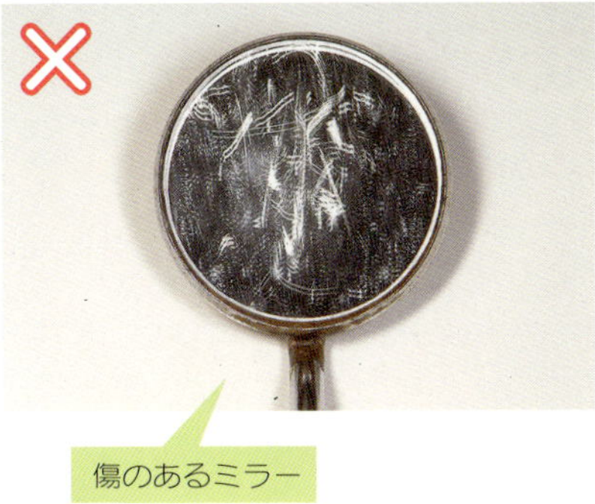
傷のあるミラー

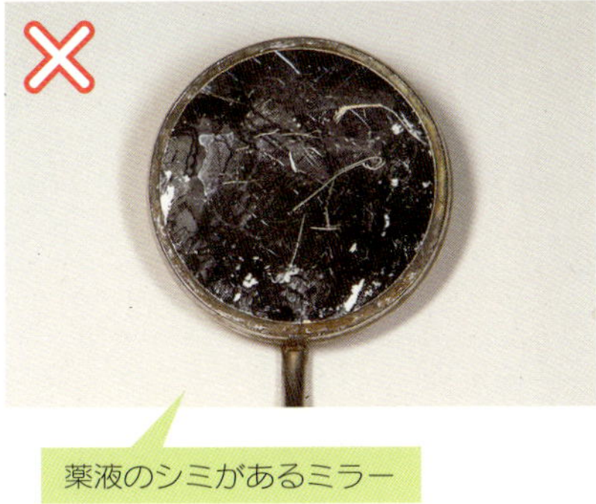
薬液のシミがあるミラー

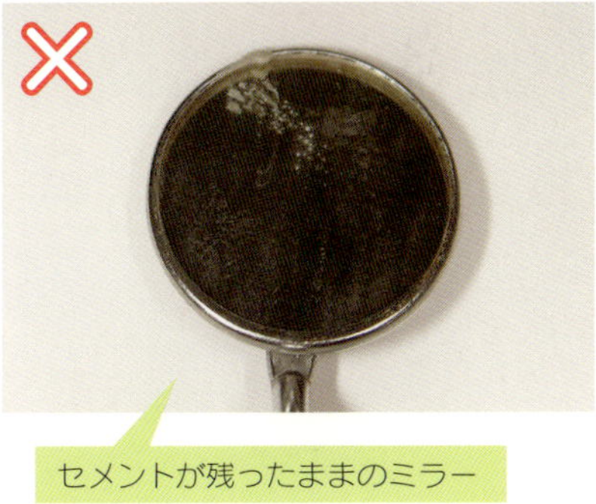
セメントが残ったままのミラー

その結果

・傷がついたり、薬液をしっかり水洗できていないミラーでは、鏡視が困難となる

影響④ 歯石を取り残す＆歯肉を傷つける

危険なスケーラー

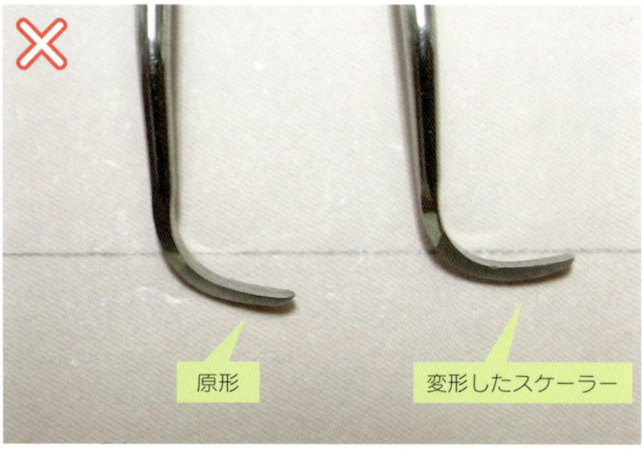
原形
変形したスケーラー

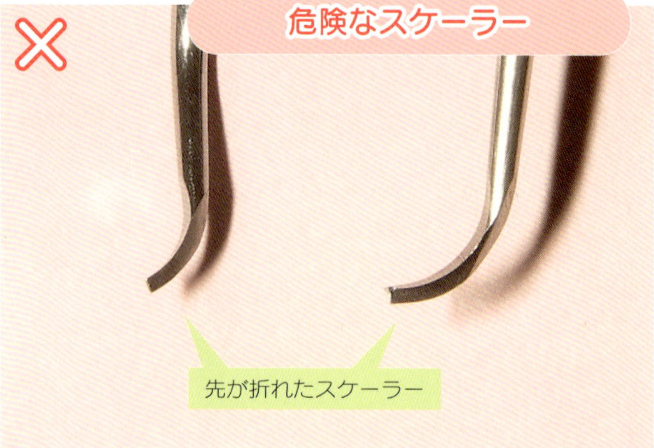
先が折れたスケーラー

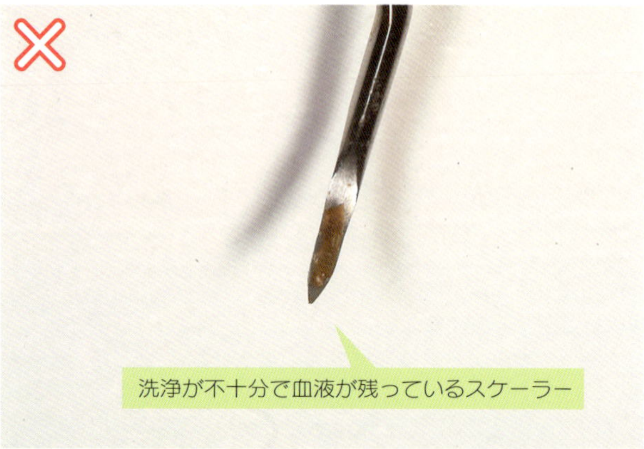
洗浄が不十分で血液が残っているスケーラー

その結果

・落下などによって変形したスケーラーでは、操作がうまくできない
・清掃が不十分な 状態のものは感染防止の面から問題がある

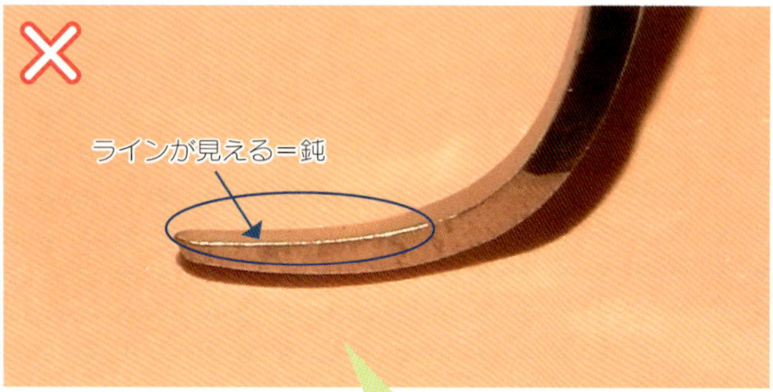
ラインが見える＝鈍

シャープニングされていないスケーラー

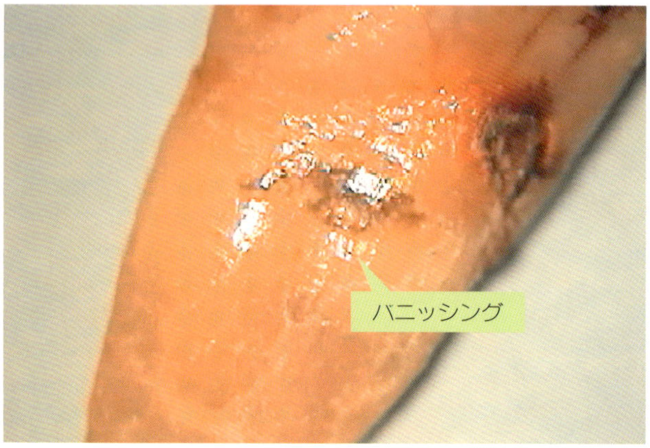
バニッシング

その結果

・バニッシング（歯石が研磨される）してしまうと、歯石の表面がツルツルになってカッティングエッジがひっかからないため、歯石の探知や除去がより困難となってしまう

影響⑤ パワーがうまく伝わらず、歯石除去が困難になる

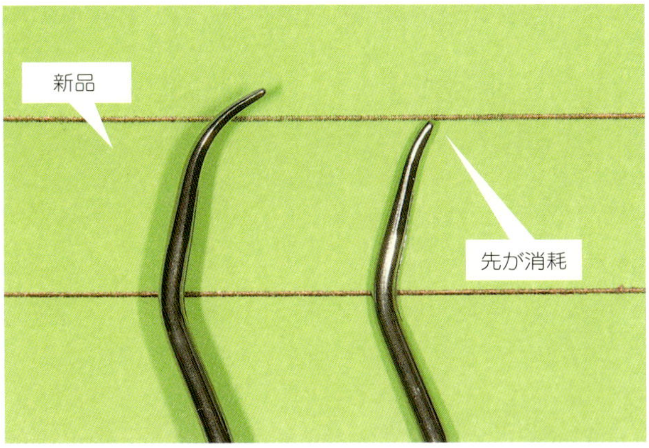
新品
先が消耗

エアースケーラーのチップ

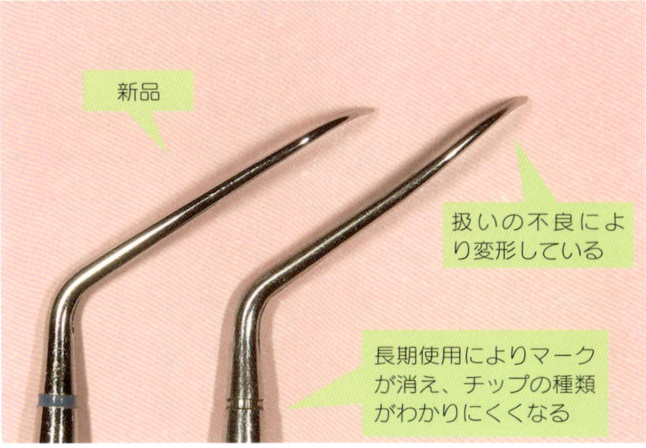
新品
扱いの不良により変形している
長期使用によりマークが消え、チップの種類がわかりにくくなる

超音波スケーラーのチップ

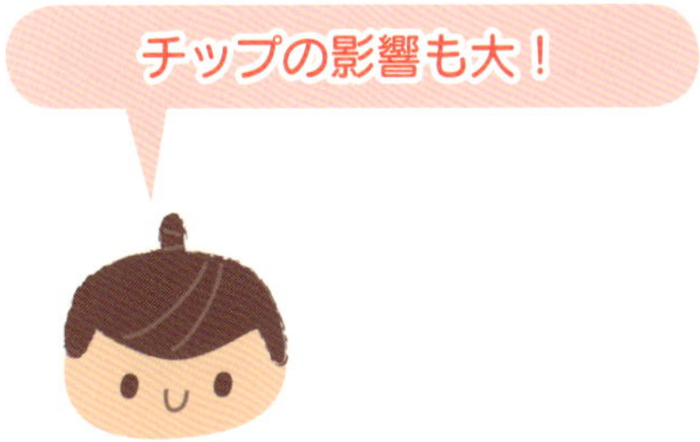
チップの影響も大！

Good Job!

ていねいに器具を扱うよう心がけよう！

●器具の扱い

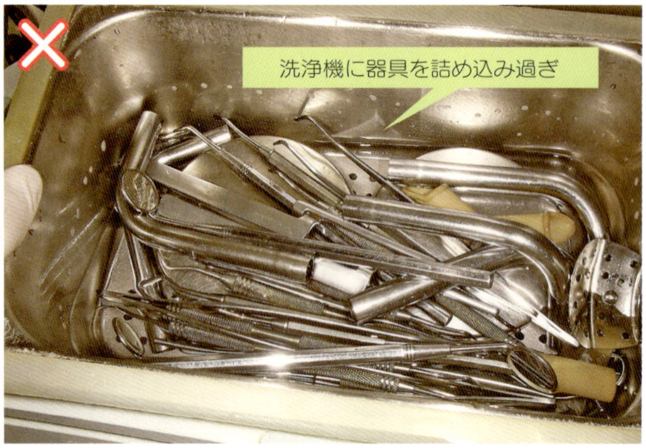

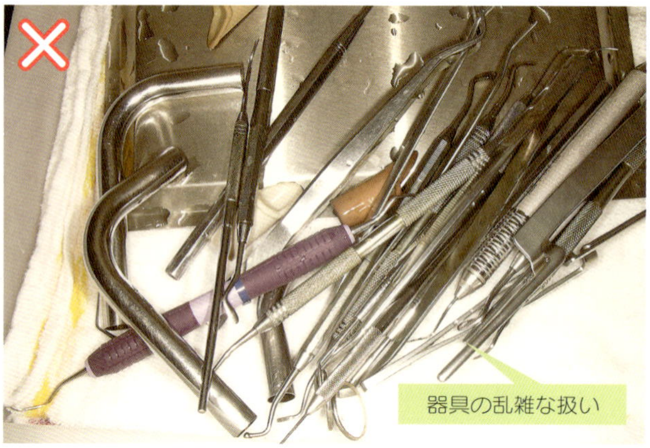

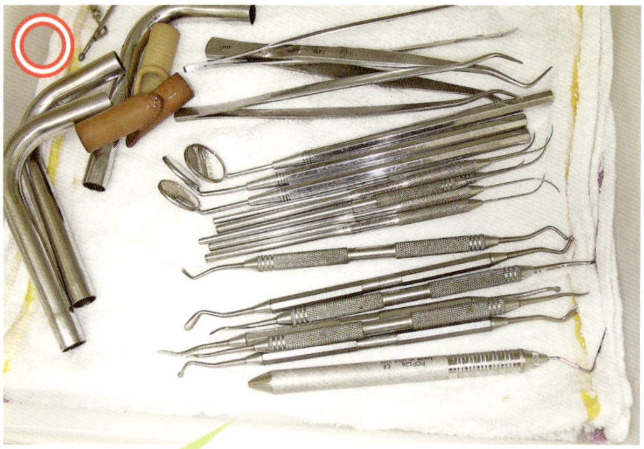

器具同士で傷がつかないように整理して扱う

- 一度にたくさんの器具を洗浄機にかけると、汚れが残ったり、薬液の洗い流しも不十分になりやすい
- 乱雑な扱いではミラーに傷がついたり、繊細な器具などは変形を起こしてしまう

●滅菌時のていねいな器具の扱い

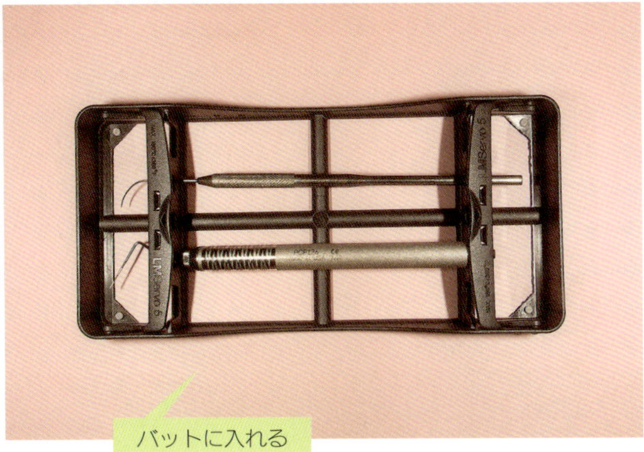

バットに入れる

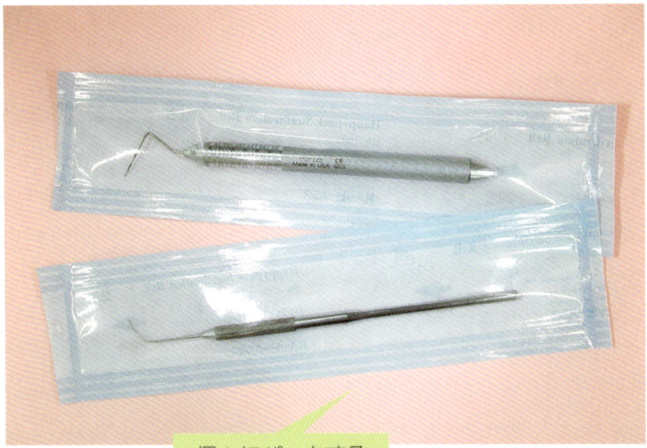

個々にパックする

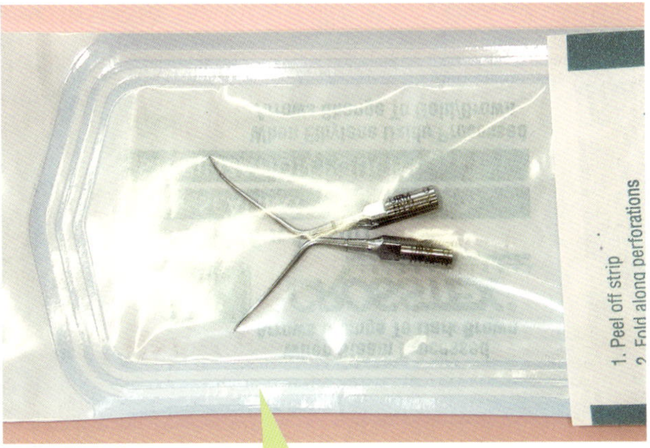

チップの先端が傷つかないようにパックする

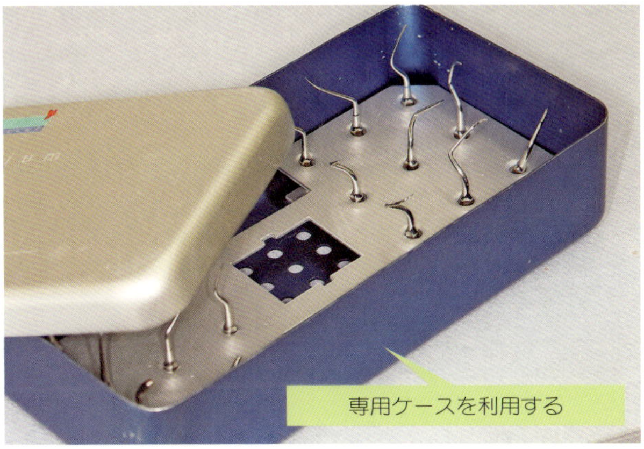

専用ケースを利用する

使用後の管理は適切な対処法で！

使用後の器具の管理までの流れ

1 器具の洗浄

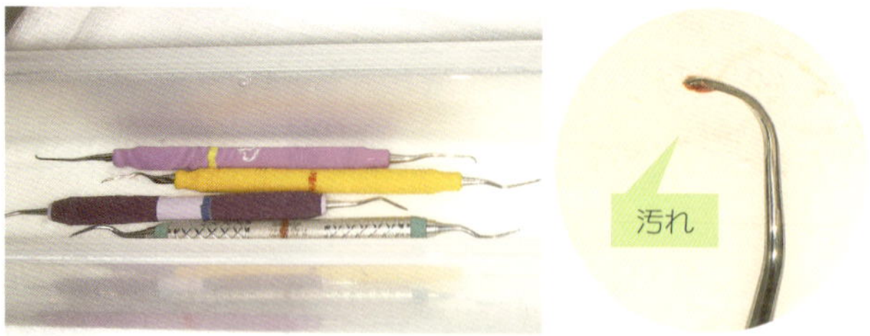

・スケーラーなど血液が付着する器具は、タンパク溶解剤に浸ける

2 スポンジによる洗浄

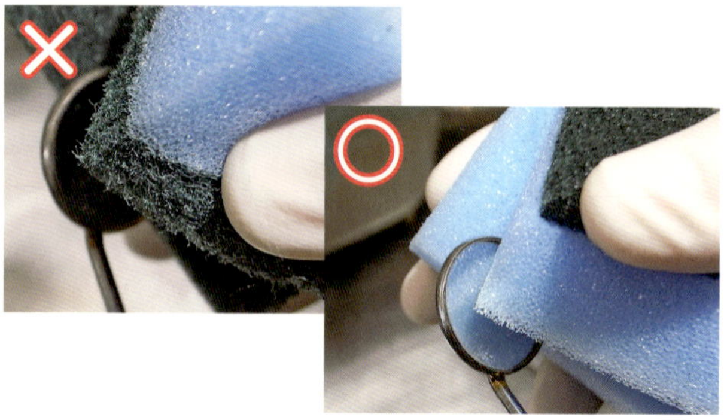

・器具によってはスポンジでこすり洗いをするが、その際、スポンジの粗い面で器具を傷つけないよう注意する

3 洗浄器による洗浄

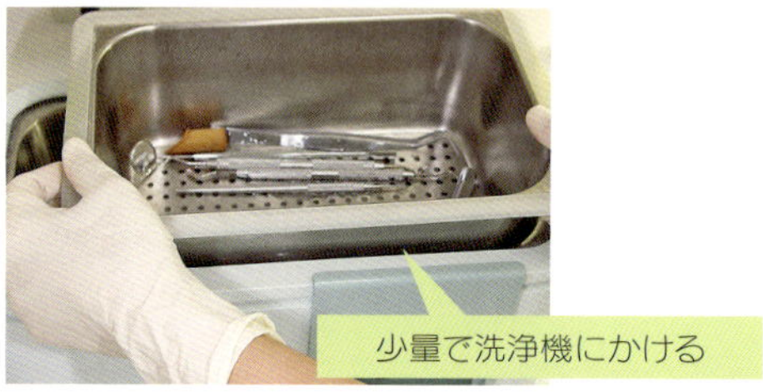

少量で洗浄機にかける

4 滅菌パックへ封入

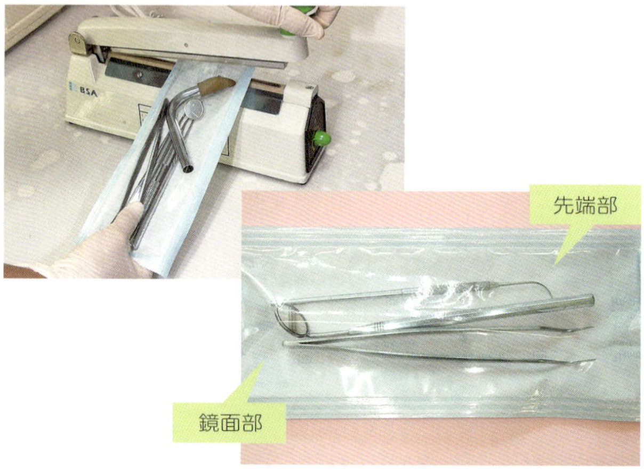

・ミラーは、鏡面部分がピンセットや探針の先端と逆になるように入れる

5 滅菌器へ入れる

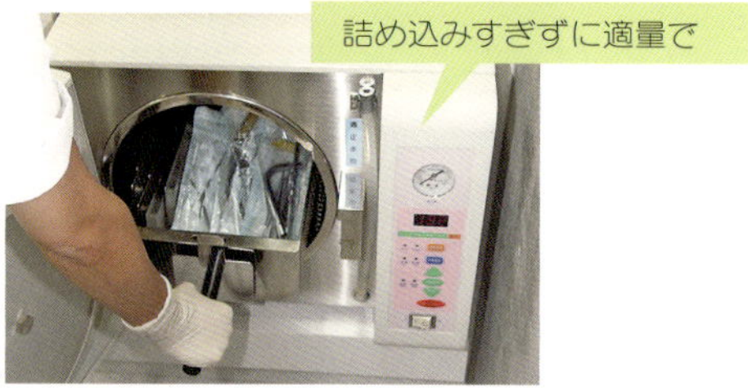

詰め込みすぎずに適量で

シャープニングも大切な器具管理の1つ！

●カッティングエッジを確認

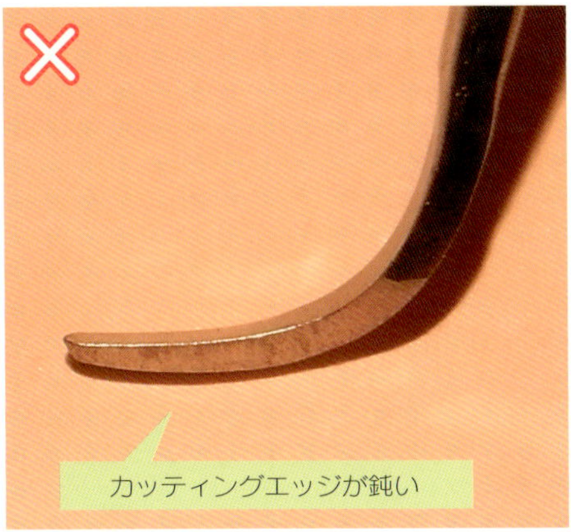
×
カッティングエッジが鈍い

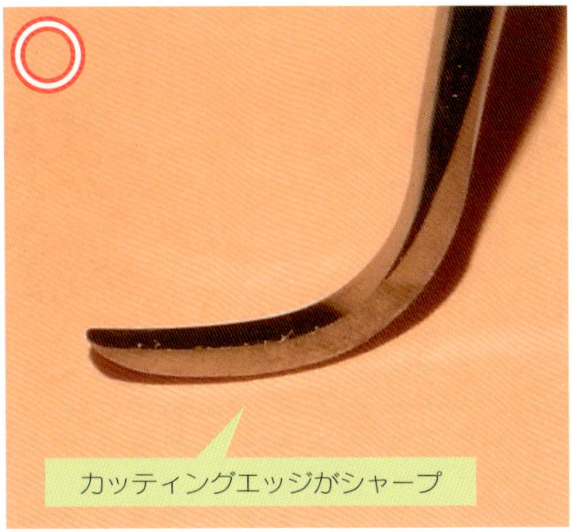
○
カッティングエッジがシャープ

ルーペで拡大するとよくわかる

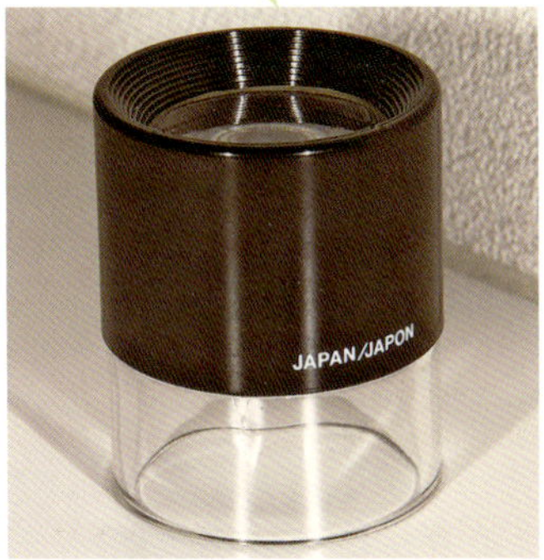

●側面を確認

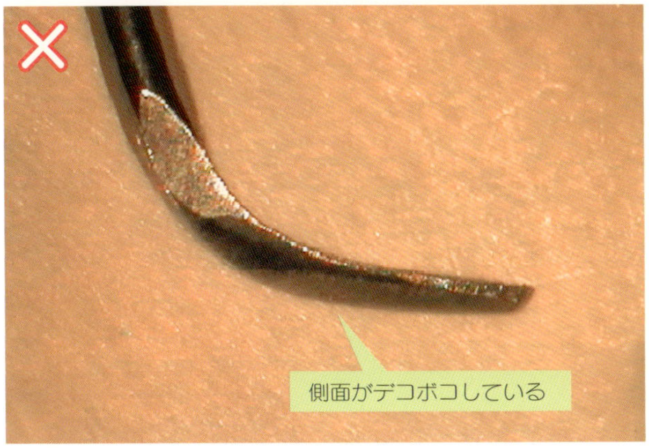
×
側面がデコボコしている

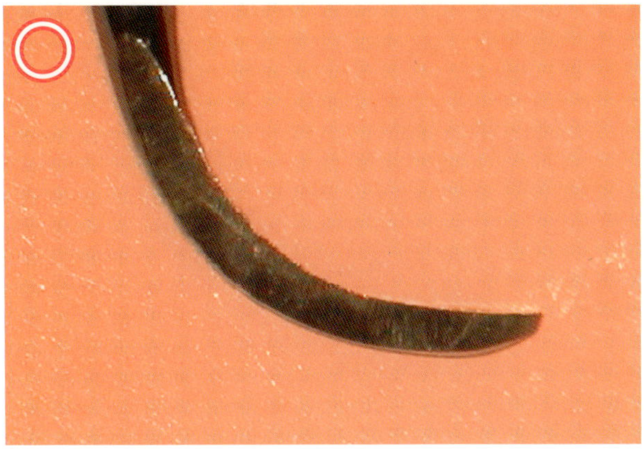

先細りに注意

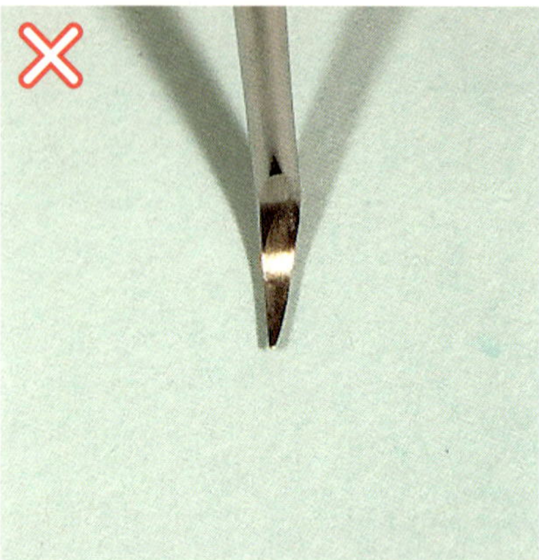

いろいろな幅のブレードを用意しよう

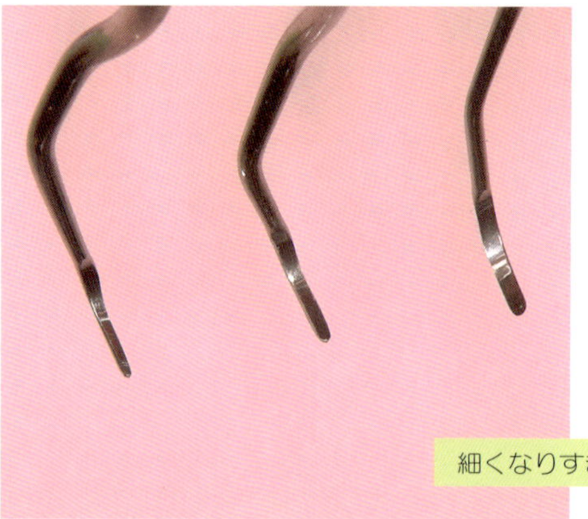

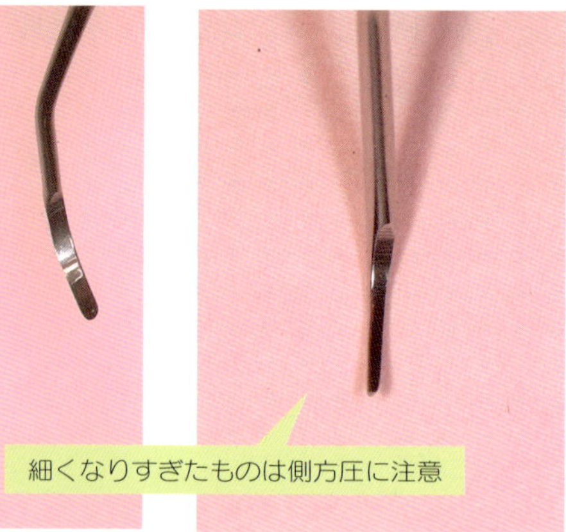

細くなりすぎたものは側方圧に注意

・歯肉や歯石の硬さなどにあったブレード幅を選択
・ブレードの形態は原形の相似形、幅は平行

チップの管理

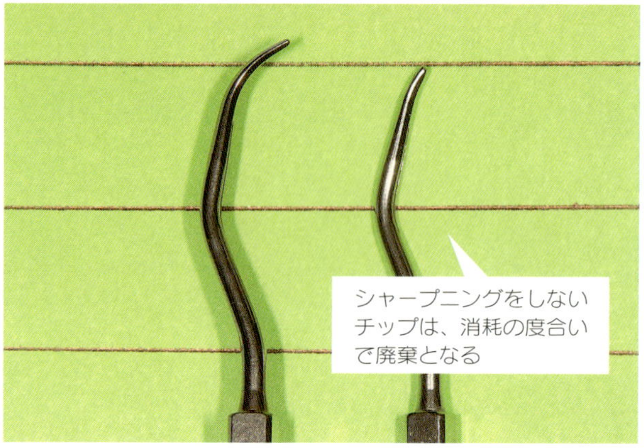

シャープニングをしない
チップは、消耗の度合い
で廃棄となる

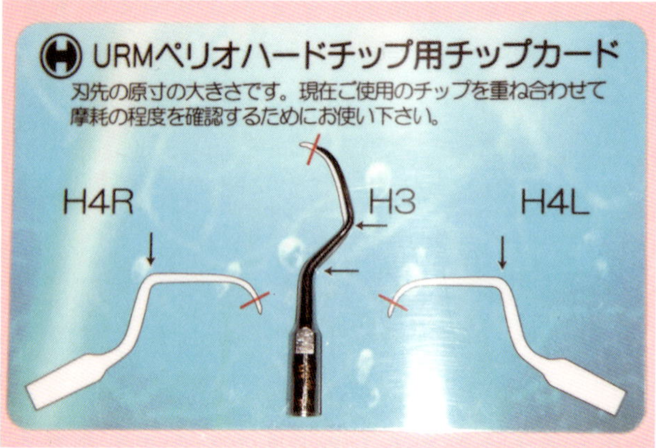

URMペリオハードチップ用チップカード
刃先の原寸の大きさです。現在ご使用のチップを重ね合わせて
摩耗の程度を確認するためにお使い下さい。
H4R
H3
H4L

・チップは消耗品のため、ある程度のところで廃棄する
・各社メーカーからチップカードなどが出ているため、これで確認する

付録 今後のステップアップへのアドバイス

大住 祐子

本書を読み進めていただきありがとうございました。基本の再確認ができましたでしょうか。ご自身の悩んでいる部分をクリアできたことを願います。最後に、今後さらにステップアップするためのアドバイスを贈ります。

POINT1 つねに患者さんの主訴を確認する

⇒ 主訴が何であったのかを意識する

POINT2 患者さんができることを考える

⇒ 清掃器具の種類が多すぎると継続できない

清掃器具の種類が多すぎると、患者さんは使いこなせず、患者さんが治療に前向きになれないことがあります。

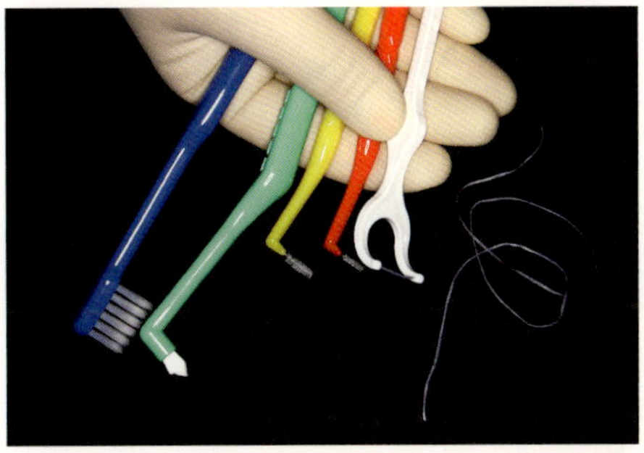

POINT3 時間配分を考えて結果を出す

⇒ できること、あるいはすべきことの手順を決めて、与えられている時間内に結果を出せるように時間配分を考えて行う

いくら患者さんのことを思って正しい説明や処置を行っても、患者さんに「なるほど必要なことだ」と思ってもらえるものでなければ、ただの説教や押しつけになります。また、一生懸命のあまり一度にたくさんのことを期待してしまいがちですが、患者さんの「気づき」がなければ、気持ちはどんどん離れてしまいます。

誰でもこれまでの習慣や癖などを一気に変えることは難しいですし、納得していないことや必要を感じないこと、どこかに無理があることなどには前向きになれません。しかし患者さんも、良くなっていることを実感しながら無理なく前へ進むことができれば、ゆっくりであっても生活の中に定着していきます。

患者さんの口腔の健康に貢献するために、いろいろな方面から幅広く知識を吸収して、より良い技術を提供できるようにさらに研鑽し続けたいと思います。

別冊 歯科衛生士
THE JOURNAL OF DENTAL HYGIENIST

自分の成長を実感しながら学べる、新人歯科衛生士のバイブルとなる一冊!

こんな方に特におすすめ!

- ◆身近に教えてくれる先輩や先生がいない!
- ◆器具の選択やインスツルメンテーションがわからない!
- ◆何を勉強して、どうトレーニングをつめばいいのかわからない!

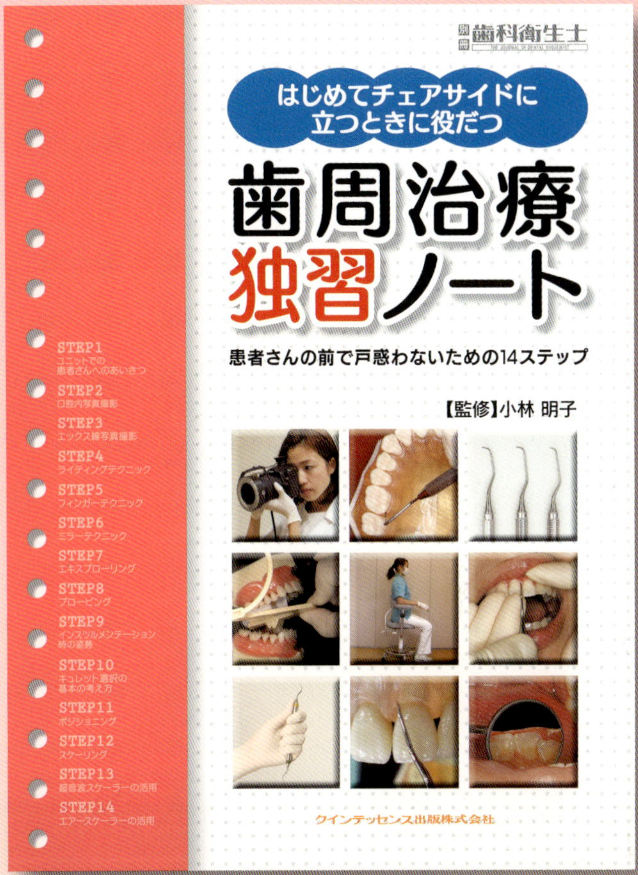

- ●プロービング検査、インスツルメンテーションなどの一連の歯周治療のステップを14項目に分け、1つ1つ独習できるよう構成
- ●写真を多用し、ビジュアルで理解しやすい誌面
- ●さらに勉強を進めるための推薦書や自分の業務を振り返るチェックシートつき

はじめてチェアサイドに立つときに役だつ

歯周治療 独習ノート

患者さんの前で戸惑わないための14ステップ

【監修・執筆】
小林 明子

【執筆者】(50音順)
大住 祐子/貴島佐和子
杉原 則子/田島菜穂子
中村 映子 ほか

●サイズ:A4判変型 ●144ページ ●定価:3,675円(本体3,500円・税5%)

クインテッセンス出版株式会社
〒113-0033 東京都文京区本郷3丁目2番6号 クイントハウスビル
TEL. 03-5842-2272(営業) FAX. 03-5800-7592 http://www.quint-j.co.jp/ e-mail mb@quint-j.co.jp

別冊歯科衛生士

上達しないのにはワケがある！

歯周インスツルメンテーション ズバリ紐解く私の問題点＆改善点

2011年8月10日　第1版第1刷発行

監　　修　大住（おおすみ）　祐子（ゆうこ）

発 行 人　佐々木　一高

発 行 所　クインテッセンス出版株式会社
東京都文京区本郷3丁目2番6号　〒113-0033
クイントハウスビル　電話 (03)5842-2270(代表)
(03)5842-2272(営業部)
(03)5842-2278(編集部)
web page address　http://www.quint-j.co.jp/

印刷・製本　サン美術印刷株式会社

ISBN978-4-7812-0213-6　C3047

定価は表紙に表示してあります